美容注射技术
神经毒素和填充剂注射指南
第 2 版

Cosmetic Injection Techniques
A Text and Video Guide to Neurotoxins and Fillers
Second Edition

编著　Theda C. Kontis　　Victor G. Lacombe
主译　徐　慧　沈征宇

上海科学技术出版社

图书在版编目（CIP）数据

美容注射技术：神经毒素和填充剂注射指南 / （美）西达·C.孔蒂斯（Theda C. Kontis），（美）维克多·G.拉克姆（Victor G. Lacombe）编著；徐慧，沈征宇主译. -- 2版. -- 上海：上海科学技术出版社，2022.9
书名原文：Cosmetic Injection Techniques: A Text and Video Guide to Neurotoxins and Fillers (2nd Edition)
ISBN 978-7-5478-5641-3

Ⅰ. ①美… Ⅱ. ①西… ②维… ③徐… ④沈… Ⅲ. ①注射－美容术－指南 Ⅳ. ①R625-62

中国版本图书馆CIP数据核字（2022）第111384号

上海市版权局著作权合同登记号　图字：09-2019-616 号

美容注射技术：神经毒素和填充剂注射指南（第 2 版）
编著　Theda C. Kontis　Victor G. Lacombe
主译　徐　慧　沈征宇

上海世纪出版（集团）有限公司
上 海 科 学 技 术 出 版 社　出版、发行
（上海市闵行区号景路 159 弄 A 座 9F-10F）
邮政编码 201101　www.sstp.cn
上海雅昌艺术印刷有限公司印刷
开本 787 × 1092　1/16　印张 15.25
字数：300 千字
2014 年 7 月第 1 版
2022 年 9 月第 2 版　2022 年 9 月第 1 次印刷
ISBN 978-7-5478-5641-3/R · 2467
定价：198.00 元

内容提要

注射美容是微创医学美容领域近年来兴起的一个亚专科，它通过注射手段美化皮肤的外形轮廓，纠正皮肤缺陷，改善皮肤组织质地，从而获得皮肤年轻化的效果。本书第 2 版延续了第 1 版的特色，不仅概述注射美容的特点、分类、准备、麻醉、注射手法等，还详述针对不同面部缺陷采取的治疗或改善技术，最后总结注射美容可能导致的并发症及其预防策略。第 2 版虽然在章节构架上较第 1 版变化不大，但不少章节在篇幅上有所增加，并增加了脂肪移植注射美容相关内容。

本书图文并茂，大量清晰、精美的图片能直观呈现注射过程的各项要点，为图片撰写的说明文字精练而实用，能结合实际操作对读者进行指导。此外，本书还配有 109 个操作视频，详细展示了注射操作的具体步骤，实用性强，适合各级美容整形医疗机构的专业人员借鉴和参考。

献　词

谨以此书献给 David 和 Alexandra，感谢他们的爱和支持；谨以此书献给我的母亲，我坚定的支持者；谨以此书纪念我的父亲，我的天使。

——TCK

满怀爱意地将此书献给我的妻子 Alice 及我的孩子 Victoria 和 Max，你们是我的全世界。

——VGL

谨以此书献给我们的患者，你们的信任和反馈使我们的注射技术得以不断完善。

——TCK 和 VGL

译者名单

主 译

徐 慧 沈征宇

译 者

（以姓氏笔画为序）

王 雪 王 韵 朱玉洁 刘 科 刘 洋 孙祺琳
李 梦 杨雅骊 吴品茹 吴晓瑾 陆雯丽 陈 军
陈 骏 郑 蕊 夏栩琼

美容注射技术
神经毒素和填充剂注射指南
第 2 版

编者名单

Theda C. Kontis, MD, FACS

Associate Professor

The Johns Hopkins University Hospital

Board-Certified Facial Plastic Surgeon

Facial Plastic Surgicenter

Baltimore, Maryland

Victor G. Lacombe, MD

Board-Certified Facial Plastic Surgeon

Santa Rosa, California

Sarah E. Faris, MA, CMI

Assistant Professor

Virginia Commonwealth University

School of the Arts

Medical Illustrator

Richmond, Virginia

美容注射技术
神经毒素和填充剂注射指南
第 2 版

中文版前言

注射美容是非手术医学美容的重要组成部分，它是利用注射的方法，将生物材料或人工合成生物兼容性材料注射入真皮层或皮下，通过不同的作用机制达到美化面部轮廓、纠正面部缺陷、改善皮肤质地以获得面部年轻化的美容方法。注射美容具有安全可靠、简单有效、起效较快、恢复期短等特点，受到广大求美人士的欢迎。因此，注射美容已成为我国发展最为迅速的一类新兴美容技术，该领域也是最具发展潜力的美容新领域。

据国际美容整形外科学会（ISAPS）公布的2019年全球医学美容调查数据显示，2019年全球医学美容治疗总量约为2 498万例，而非手术治疗超过1 361万例，占总量一半以上。其中，注射美容治疗达1 089万例，肉毒杆菌毒素注射以及透明质酸注射更是处于非手术治疗的前两位，共占非手术治疗量的77.8%。与2015年相比，肉毒杆菌毒素注射的数量增长了35.5%，透明质酸注射增长了50.6%。美国美容整形外科学会（ASAPS）的数据显示，2019年美国非手术治疗量是手术治疗的2倍多，其中仅肉毒杆菌毒素注射就达171万例，超过手术治疗量（146万例）。因此，在医学美容领域，非手术治疗尤其是注射美容的发展是非常迅速的。这与现代人更加注重治疗的安全性、舒适性和术后的快速恢复有很大关系，这也是非手术医学美容尤其是注射美容在全球蓬勃发展的重要原因。

我国的医疗美容市场庞大，因此注射美容在我国的发展也非常迅速，但是其中也有不少问题需要我们关注。首先是注射美容从业者的资质问题：目前国内有不少无医学美容资质的美容院、工作室、"黑诊所"等都在从事注射美容，而事实上注射美容从业者不仅需要对美学有一定了解，更重要的是必须掌握充分的医学专业知识和专业技能，必须由具有医学美容资质、经验丰富的执业医师来担任。第二，注射产品安全性的问题：有些机构或个人为了谋取暴利，采用没有通过国家认证的设备或产品，甚至劣药、假药、假设备、"三无"产品进行注射美容治疗，最终导致严重后果。第三，求美者对注射美容相关知识的获取途径问题：求美者想要知晓有资质的机构、人员、设备、产品等信息，而目前还缺少权威机构进行组织和引导，缺少行业规范约束，求美者只能选择网络、媒体等途径，而其中不乏片面极端、夸大其词、虚假欺瞒的信息，使求美者遭受经济损失甚至是身体损害。第四，注射美容知识的不断更新问题：我们的生活、科技、医学都是不断地进步和发展的，同样地，注射美容的相关知识和技术也一直在持续地更新。这就要求注射美容从业者要始终坚持学习，不断实践和探索，结合解剖学、病理学、美学、药学等学科的发展，改进和发展新的注射理念和技术，更有效、更安全地开展注射美容。

我们科室从 2005 年起就开展了注射美容的临床实践和教学工作，积累了丰富的经验。十多年来，我们在不断提升自身技术水平的同时，也和国内外同行进行了广泛的交流和相互学习。我们因国内注射美容的蓬勃发展而深受鼓舞，也希望为注射美容行业的健康发展贡献力量。

2014 年，在上海科学技术出版社的支持和帮助下，我们科室组织全体医生对该书第 1 版进行了翻译。出版后，该书迅速受到了国内同行的广泛认可。2019 年，该书第 2 版面世，新版中不仅保留了原有内容及视频，而且还补充了注射咨询、填充剂的选择、多种新型注射部位及方式等多方面内容，既反映了注射美容的发展趋势，又为医美同行提供了更为丰富的参考和帮助。因此，我们科室的全体医生在繁忙的临床工作之余，在上海科学技术出版社编辑的帮助下，对该书第 2 版进行了翻译。如果本书能够继续为中国从事医疗美容的同行们提供参考和帮助，将是我们最大的荣幸。

因水平所限，疏漏之处在所难免，敬请各位读者批评指正。

徐 慧
上海交通大学医学院
附属第九人民医院皮肤科

英文版序

在这本《美容注射技术：神经毒素和填充剂注射指南》第 2 版中，Theda C. Kontis 和 Victor G. Lacombe 两位医生向读者分享了他们的经验。本书第 1 版非常畅销，其中制作的高质量视频是 Thieme 数据库中访问量最高的。在这个日益发展的领域，对感兴趣的人来说，两位作者做了一项非常有益的工作，向读者深入浅出地展示了面部的组织结构。新版涵盖了注射咨询，选择正确的填充剂、神经毒素和填充剂治疗领圈纹、丰下颌角和下颌线，Maio 技术填充面中部，神经毒素治疗头皮及前额多汗，填充塑形，以及如何根据性别差异进行注射。由于脱氧胆酸钠新应用的出现，本书增加了颏下脂肪注射的章节。

使患者的面部保持自然年轻的状态是美容外科医生的目标。这本书的作者来自美国东、西海岸，他们代表不同的技术风格，且备受推崇。我将它推荐给所有愿意回顾总结作者的治疗方案并向他们学习的读者。

Jean D. Carruthers, MD, FRCSC, FRC (Ophth)
Fellow, American Society of Ophthalmic Plastic and Reconstructive Surgery
Clinical Professor, Department of Ophthalmology
University of British Columbia
Vancouver, British Columbia, Canada

美容注射技术
神经毒素和填充剂注射指南
第 2 版

英文版前言

吾听吾忘，吾见吾记，吾做吾悟。

——孔子（公元前551年—公元前479年）

我们很高兴为大家呈现《美容注射技术：神经毒素和填充剂注射指南》第2版，这个新版本包括了新的填充剂、新的技术和注射溶脂等内容，附带的视频也已更新。第1版出版后，读者把它视为一本新技术指南和参考书。来诊室的患者也喜欢阅读这本书，因为它能帮助他们更好地了解自己即将接受的治疗。注射者也能从中找到相应的图文，完善对患者的宣教。

本书第1版出版后，非手术面部提拉治疗的数量急速增长。应患者的要求，很多医生、护士和助理医师开始这些治疗项目。对于专业和准专业从事面部注射的人来说，本书是一本指南和可以快速查阅的参考书，但它并不是初学者的学习手册。我们强烈反对注射新手用这本书作为注射参考，因为没有任何方法可以替代过程训练和一对一的指导。

本书旨在为刚起步的注射者拓宽知识面，以及帮助有经验的注射者进行更具设计性的注射。通过应用我们描述的这些技术，可以重塑面部轮廓，改善轻度不规则形态和对称缺陷。另外，我们希望帮助注射者透过皮肤看到深部的解剖结构，这将有助于确认注射目标和避开重要的解剖结构。众所周知，某些特定解剖区域的治疗方式并不是唯一的。因此，我们的作者来自不同地域（美国东、西海岸），具有不同的执业经验，通过对比不同的注射技术，为读者提供最佳的治疗技术。如果在某些章节中不同作者采用的技术差别较大，这些不同的技术都将在书中进行展示。

本书涉及的所有填充剂和神经毒素产品都是经美国食品药品监督管理局批准的，但书中所提到的大部分技术都是超适应证使用这些产品。产品的剂量描述严格遵照注射的一般指南。虽然我们对于确保剂量安全性方面给予了最大限度的关注，但仍可能存在不合理剂量，因而我们仍鼓励注射者应用自己的判断和经验。我们对于一些特殊产品做出的评论通常来源于临床观察，其他人可能有不同的临床发现，我们尊重这些不同的临床实践和结果。

我们知道会有不同水平的注射者用到这本书。为了提高使用这些产品的安全性，我们对每项技术设置了一个评定量表，从训练难度、操作风险和患者的最终满意度几个方面来评价每项注射技术。附录A根据难度等级列出了这些技术，可为那些想采用更具挑战性技术的操作者提供参照。它的等级系统如下。

注射的难度等级：
- 简单
- 中等难度
- 高难度
- 专家级（只有专家级注射者才可以尝试）

患者的满意度等级：
- 可变结果；结果不确定
- 好的结果；患者通常满意
- 可预见的结果；患者高度满意

并发症的风险等级：
- 低
- 中
- 高

这本书提到的产品包括 Botox、Dysport、Xeomin、Restylane、Restylane Lyft、Restylane Silk、Restylane Refyne、Restylane Defyne、Juvéderm Volbella、Juvéderm Vollure、Belotero、Radiesse、Sculptra 和 Bellafill。这些产品在这本书编写的时候，都是最常见的填充剂和神经毒素。新的产品在不断开发中，可能这本书出版的时候已经有新的产品可用。然而，由于我们缺乏关于这些新产品的使用经验，所以在第2版中不做描述。有经验的注射者如有需求，仍可以从本书中推断出新产品的使用技术和剂量。

声明： Theda C. Kontis 和 Victor G. Lacombe 是 Allergan 和 Galderma 公司的讲师和培训师。Victor G. Lacombe 同时是 Juvéderm Voluma 的调查员。

免责声明： 这些公开的材料都是作者临床经验的成果总结。本书描述了美国食品药品监督管理局所批准产品的超适应证使用。在进行任何本书建议的治疗过程之前，请咨询相关专业人士。在治疗患者和使用任何本书描述的治疗方法之前，读者须验证所有信息和数据。

致　谢

作者相信医疗美容领域需要这么一本简明、图例丰富且内容全面的美容注射产品指南。感谢 Thieme 出版社的编辑们，尤其是 Timothy Hiscock 对我们的信任，他们的努力使得我们的第 1 版成为畅销书，视频也是 Thieme 数据库中访问量最大的。所以，我们很高兴出版第 2 版。

感谢 Thieme 出版社 J. Owen Zurhellen 和 Sue Hodgson 两位编辑的支持及帮助。我们的医学绘图员 Sarah E. Faris 的精妙作品使得这本书的质量得以提升，她也欣然同意在第 2 版中继续担任这项工作。她对细节的关注和她的艺术水平使得这本书既有一定深度，又易于阅读和理解。

最后，也是最重要的，感谢我们的患者欣然接受对其治疗过程进行视频录制，因为这样，我们的医学专业人士才得以学习到既安全又有效的注射技术。

美容注射技术
神经毒素和填充剂注射指南
第 2 版

目　录

（播放符号）
表示该章节有视频内容

美容注射技术
神经毒素和填充剂注射指南
第 2 版

视频目录

视频 6.10　神经毒素注射治疗眉间纹
https://www.thieme.de/de/q.htm?p=opn/cs/19/5/9374152-3e0d07dd

视频 7.1　神经毒素注射治疗额纹
https://www.thieme.de/de/q.htm?p=opn/cs/19/5/9374148-de19ef7c

视频 7.2　神经毒素注射治疗额纹
https://www.thieme.de/de/q.htm?p=opn/cs/19/5/9374150-21f5c875

视频 7.3　神经毒素注射治疗额纹
https://www.thieme.de/de/q.htm?p=opn/cs/19/5/9374146-cc36f603

视频 7.4　神经毒素注射治疗额纹
https://www.thieme.de/de/q.htm?p=opn/cs/19/5/9374142-dd180702

视频 7.5　神经毒素注射治疗眉间纹、额纹、笑纹和鱼尾纹
https://www.thieme.de/de/q.htm?p=opn/cs/19/5/9374144-0fbcf818

视频 7.6　神经毒素注射治疗眉间纹和额纹
https://www.thieme.de/de/q.htm?p=opn/cs/19/5/9374140-157e2020

视频 7.7　神经毒素注射治疗眉间纹、额纹和卧蚕
https://www.thieme.de/de/q.htm?p=opn/cs/19/5/9374136-f8566cf5

视频 7.8　神经毒素注射治疗额纹
https://www.thieme.de/de/q.htm?p=opn/cs/19/5/9374138-984fe192

视频 7.9　神经毒素注射治疗额纹
https://www.thieme.de/de/q.htm?p=opn/cs/19/5/9374133-cb2cb76e

视频 8.1　神经毒素注射治疗眉间纹、额纹、笑纹和鱼尾纹
https://www.thieme.de/de/q.htm?p=opn/cs/19/5/9374131-ae0b2d70

视频 8.2　神经毒素注射治疗卧蚕
https://www.thieme.de/de/q.htm?p=opn/cs/19/5/9374129-5a8549cf

视频 18.1　*神经毒素注射治疗露龈笑*
https://www.thieme.de/de/q.htm?p=opn/cs/19/5/9374105-1b467a5a

视频 19.1　*神经毒素注射治疗下巴浅窝*
https://www.thieme.de/de/q.htm?p=opn/cs/19/5/9374099-e62b1c2e

视频 19.2　*神经毒素注射治疗眉间纹和下巴浅窝*
https://www.thieme.de/de/q.htm?p=opn/cs/19/5/9374101-9c20641c

视频 19.3　*神经毒素注射提升口角和治疗下巴浅窝*
https://www.thieme.de/de/q.htm?p=opn/cs/19/5/9374096-d6400a62

视频 19.4　*神经毒素注射提升口角和治疗下巴浅窝*
https://www.thieme.de/de/q.htm?p=opn/cs/19/5/9374094-89586b7c

视频 19.5　*神经毒素注射治疗下巴浅窝*
https://www.thieme.de/de/q.htm?p=opn/cs/19/5/9374092-a766bb4c

视频 20.1　*神经毒素注射治疗颈垂直纹*
https://www.thieme.de/de/q.htm?p=opn/cs/19/5/9374088-608fe91e

视频 21.1　*神经毒素注射治疗颈横纹*
https://www.thieme.de/de/q.htm?p=opn/cs/19/5/9374090-9fd4a28b

视频 22.1　*神经毒素注射塑造 Décolleté 颈肩*
https://www.thieme.de/de/q.htm?p=opn/cs/19/5/9374085-6a4d9e74

视频 23.1　*神经毒素注射塑造 Nefertiti 样颈部*
https://www.thieme.de/de/q.htm?p=opn/cs/19/5/9374080-38f44272

视频 24.1　*神经毒素注射治疗咬肌肥大*
https://www.thieme.de/de/q.htm?p=opn/cs/19/5/9374083-9789d743

视频 24.2　*神经毒素注射治疗咬肌肥大*
https://www.thieme.de/de/q.htm?p=opn/cs/19/5/9374075-ee1a73cb

视频 38.10　填充剂注射治疗鼻唇沟
　　　　　　https://www.thieme.de/de/q.htm?p=opn/cs/19/5/9373929-50f94c33

视频 40.1　填充剂用于面部塑形和提拉
　　　　　　https://www.thieme.de/de/q.htm?p=opn/cs/19/5/9373926-aad44dbc

视频 40.2　填充剂用于面部塑形和提拉
　　　　　　https://www.thieme.de/de/q.htm?p=opn/cs/19/5/9373938-5db7c270

视频 41.1　填充剂治疗木偶纹
　　　　　　https://www.thieme.de/de/q.htm?p=opn/cs/19/5/9373920-546b105f

视频 41.2　填充剂治疗木偶纹，丰唇和提升嘴角
　　　　　　https://www.thieme.de/de/q.htm?p=opn/cs/19/5/9373923-a355e374

视频 41.3　填充剂注射治疗鼻唇沟、木偶纹和修复下颌轮廓
　　　　　　https://www.thieme.de/de/q.htm?p=opn/cs/19/5/9373907-4845680f

视频 41.4　填充剂注射治疗鼻唇沟、木偶纹和修复下颌轮廓
　　　　　　https://www.thieme.de/de/q.htm?p=opn/cs/19/5/9373913-b495db49

视频 41.5　填充剂注射治疗鼻唇沟、木偶纹、颏凹痕和提升口角
　　　　　　https://www.thieme.de/de/q.htm?p=opn/cs/19/5/9373916-507456ce

视频 41.6　填充剂注射治疗鼻唇沟、木偶纹、颏凹痕，提升口角和修复下颌轮廓
　　　　　　https://www.thieme.de/de/q.htm?p=opn/cs/19/5/9373909-6293ddda

视频 42.1　填充剂注射丰唇
　　　　　　https://www.thieme.de/de/q.htm?p=opn/cs/19/5/9373903-540ecf38

视频 42.2　填充剂注射治疗木偶纹，丰唇和提升口角
　　　　　　https://www.thieme.de/de/q.htm?p=opn/cs/19/5/9373899-c1b7af83

视频 42.3　填充剂注射丰唇，提升口角和治疗垂直唇纹
　　　　　　https://www.thieme.de/de/q.htm?p=opn/cs/19/5/9373896-63c13eed

视频 44.2　填充剂注射治疗垂直唇纹
https://www.thieme.de/de/q.htm?p=opn/cs/19/5/9373838-56663bf1

视频 44.3　填充剂注射治疗垂直唇纹
https://www.thieme.de/de/q.htm?p=opn/cs/19/5/9373831-bd9793c3

视频 45.1　填充剂注射治疗眉间纹
https://www.thieme.de/de/q.htm?p=opn/cs/19/5/9373815-fc34230d

视频 47.1　填充剂注射治疗泪沟和增高颧骨
https://www.thieme.de/de/q.htm?p=opn/cs/19/5/9373818-58b27924

视频 47.2　填充剂注射治疗泪沟和中面部凹陷
https://www.thieme.de/de/q.htm?p=opn/cs/19/5/9373823-6a52cfdb

视频 49.1　填充剂注射提升眉尾
https://www.thieme.de/de/q.htm?p=opn/cs/19/5/9373810-ed88038f

视频 49.2　填充剂注射提升眉尾
https://www.thieme.de/de/q.htm?p=opn/cs/19/5/9373807-6b22e80b

视频 49.3　填充剂注射提升眉尾
https://www.thieme.de/de/q.htm?p=opn/cs/19/5/9373796-73e2c02d

视频 50.1　填充剂注射治疗颞窝凹陷
https://www.thieme.de/de/q.htm?p=opn/cs/19/5/9373801-858d329c

视频 51.1　填充剂注射用于鼻部微整形
https://www.thieme.de/de/q.htm?p=opn/cs/19/5/9373789-31aff14d

视频 52.1　填充剂注射治疗鼻瓣膜塌陷
https://www.thieme.de/de/q.htm?p=opn/cs/19/5/9373779-7525d32b

视频 53.1　填充剂注射治疗中面部凹陷
https://www.thieme.de/de/q.htm?p=opn/cs/19/5/9373780-e38f9077

视频 63.2　填充剂注射治疗老龄化手

https://www.thieme.de/de/q.htm?p=opn/cs/19/5/9374032-7cc6a8d9

视频 64.1　聚乙烯左旋乳酸（童颜针）面部注射填充

https://www.thieme.de/de/q.htm?p=opn/cs/19/5/9374036-4921e81e

视频 64.2　填充剂注射治疗老龄化手

https://www.thieme.de/de/q.htm?p=opn/cs/19/5/9374052-16981e20

视频 69.1　颏下注射溶脂

https://www.thieme.de/de/q.htm?p=opn/cs/19/5/9374041-92c1f2d9

注：如果手机无法正常观看视频，请在电脑上输入网址后观看。本书视频网址及二维码由 Thieme Medical Publishers, Inc. 提供并维护。

第一部分

可注射材料介绍

1
就诊咨询

初步评估

许多因素会促使患者去医院就诊并接受注射治疗或评估。通常是由于患者自己发觉或被告知面容较为疲劳。有时是患者希望外表更年轻或外观有所改变（皱纹减少、唇部丰满或颧骨提升）。改变的动机可能是为一个即将到来的事件做准备，比如婚礼或重聚；或者是一个长期目标，比如在职场保持竞争优势。所有这些因素必须在制订治疗方案前的第一次讨论中明确。治疗和恢复所需的时间、疗效维持的时间和患者的期望值都必须是方案的一部分。

解剖特点

注射者必须对面部骨骼结构、肌肉位置和功能、皮肤结构和厚度以及面颈部的神经和血供有全面透彻的了解。更深入地了解上述知识有助于提高患者注射时的舒适性，医生诊断和治疗患者面部老化更得心应手。大多数老化的表现是由于面部关键部位的脂肪流失和重新分布，这会导致松弛、褶皱和骨感。前额和颞部的脂肪流失导致眉下垂和颞部凹陷。面颊和眶周的脂肪流失会导致眶下的黑眼圈和颧部皮肤下垂，造成更深的鼻唇沟、颊沟和木偶纹。颊脂肪的减少会加重面颊下部的瘦削，并能产生颊部侧面的"囊袋"效果（这实际上是由前侧与后侧的凹陷所导致的）。由于日晒、胶原蛋白、弹性蛋白的流失所导致的皮肤内源性改变会加剧上述变化。认识、理解并向患者解释这些解剖学改变所造成的整体影响将为面诊带来极大帮助。

面诊技巧

使用放在患者面前桌子上的镜子（或手持镜子），以便静态和动态分析患者的面部特征。重要的是，当患者照镜子时，询问他们最困扰的是什么。有时，经过培训的医生所关注的是患者并不在意的区域。当我们首先倾听并设法解决他们所关注的问题时，患者会感到非常高兴。在我们讨论了如何（或不能）改善困扰他们的问题之后，如果他们愿意，我们可以帮助他们制订一个全面的面部修复计划。

在注射前应向患者指出其面部的不对称或不规则之处。因为患者在注射前可能并未注意到其不对称之处，但在注射后会发觉。照片文档对于记录注射前的外观至关重要。三维摄影是另一种有用的工具，可以作为客观手段来显示凹陷和不对称区域以及皮肤变化。

一旦确定需要治疗，就可以对可用的器材进行总结，包括用于放松肌肉的神经毒素、用于体积恢复的填充物、嫩肤产品和填充线。患者可能听说过不同的品牌，但往往不知道产品产地、治疗原理，以及效果持续的时间。应就所用产品制订清晰、简洁的谈话要点，包括安全性和恢复情况。接着，注射者应推荐完全校正所需的产品数量，并且保守估计需要再次治疗的时间。这也应以书面评估形式提供，以避免以后出现任何混淆。例如，50 单位的肉毒杆菌毒素治疗眉间、前额和鱼尾纹，以及 6 针透明质酸（hyaluronic acid，HA）填充物治疗眼睛下方、上颊骨、鼻唇沟、唇线和下颌线。患者应根据自身的预算，可以一次性或分次接受注射。这样的面诊使患者得到充分的信息，而不是感到压力。

有些患者希望在初次面诊时注射，而另一些患者则希望通过获取信息并在其疑问得到解决后制订计划。对于初次接触注射治疗的患者来说，首次就诊咨询具有重大影响。开始时应缓慢进行。如果患者不适合注射神经毒素或填充剂，应如实告知。

注意事项

注射者必须倾听患者的意见，并从他们的身体语言中获得信息，如他们对注射治疗的接受度以及进行治疗的意愿。有些患者在讨论美学问题时非常胆怯和自我。在这些情况下，不要与患者过多谈论其最初寻求建议时没有提及的内容，以免他们望而生畏。其他患者可能易于接受临床医生的建议，并希望了解所有可能的知识。我们应仔细倾听患者，首先解决他们的主要美学问题。

躯体变形障碍（body dysmorphic disorder，BDD）是所有注射者都应该了解的一种综合征。要知道，BDD 患者往往需要我们的专业知识：这些患者有异常的身体感知，细小的异常在他们的头脑中被放大。取悦这样的患者是很困难的，一定要谨慎行事。在实践中，注射比不注射更容易使人后悔！

补充阅读

[1] Coleman SR, Grover R. The anatomy of the aging face: volume loss and changes in 3-dimensional topography. Aesthet Surg J. 2006; 26 1S:S4–S9

[2] Crerand CE, Menard W, Phillips KA. Surgical and minimally invasive cosmetic procedures among persons with body dysmorphic disorder. Ann Plast Surg. 2010; 65(1):11–16

[3] Matarasso A, Nikfarjam J, Abramowitz L. Incorporating minimally invasive procedures into an aesthetic surgery practice. Clin Plast Surg. 2016; 43(3):449–457

2
注射安全性的医师共识

随着注射美容的不断增多，没有资质的个人也越来越多地参与注射。作者们关注的是没有受过正规训练的人看了此书可能会产生的灾难性结果。美容医师联盟（Physicians Aesthetic Coalition，PAC）的成立可以提供有关合格注射者、经美国食品药品监督管理局（Food and Drug Administration，FDA）批准的材料以及有资质的专家的注射培训等信息。我们推荐患者和注射者通过 http://www.physicansaesticcoalition.org 获取有关注射材料安全使用的准确信息。

PAC 由超过 5 000 名有资质的学者组成，分别属于美国美容整形外科学会（American Society for Aesthetic Plastic Surgery，ASAPS）、美国皮肤外科学会（American Society for Dermatologic Surgery，ASDS）、美国科学院面部整形和重建学会（American Academy of Facial Plastic and Reconstructive Surgery，AAFPRS）、美国眼整形和重建外科学会（American Society of Ophthalmic Plastic and Reconstructive Surgery，ASOPRS）。我们鼓励专业人员使用 PAC 网站获得注射产品、注射安全、注射剂购买有关的法律和伦理准则的最新信息，研究和统计信息，以及为注射者提供的培训课程。

3
神经毒素概述

作用

周围神经肌肉阻滞剂。

作用机制

肉毒杆菌毒素不可逆地与神经肌肉接头突触前终板结合，阻断乙酰胆碱的释放，从而阻止肌肉收缩。

肉毒杆菌毒素 A（botulinum toxin A，BoNTA）制剂（表 3.1）

Botox（保妥适）：奥那肉毒杆菌毒素 A（onabotulinumtoxinA）（BoNTA-ONA）
- 每小瓶含有 100 BU（保妥适单位），同时含有 0.5 mg 人血清白蛋白和 0.9 mg 氯化钠。
- 真空干燥。
- 使用前冷柜储藏，开启后冰箱保存。

Dysport（丽舒妥）：埃博肉毒杆菌毒素 A（abobotulinumtoxinA）（BoNTA-ABO）
- 每小瓶含有 300 DU（丽舒妥单位），同时含有 0.125 mg 人血清白蛋白和 2.5 mg 乳糖。
- 冻干。
- 使用前冷柜储藏，开启后冰箱保存。

Xeomin：音可肉毒杆菌毒素 A（incobotulinumtoxinA）（BoNTA-INC）
- 每小瓶含有 100 XU（Xeomin 单位），同时含有 1.0 mg 人血清白蛋白和 4.7 mg 蔗糖。

表 3.1 肉毒杆菌毒素 A 产品比较

产品	FDA 批准年份	通用名	成分	制造商	同类产品商品名	与保妥适的剂量换算
Botox (保妥适)	2002	奥那肉毒杆菌毒素 A (onabotulinumtoxinA)	900 kD	美国 Allergan 公司	Botox cosmetic, Vistabel, Vistabex	N/A
Dysport (丽舒妥)	2009	埃博肉毒杆菌毒素 A (abobotulinumtoxinA)	500~900 kD	美国 Medicis 公司	Relaxin, Azzalure	(2.5~3):1
Xeomin	2011	音可肉毒杆菌毒素 A (incobotulinumtoxinA)	150 kD 不含附加蛋白质	德国 Merz Aesthetics 公司	Xeomeen, Bocouture	(1~1.5):1
Neuronox	N/A	N/A	940 kD	韩国 Medy-Tox 公司	Meditoxin, Cunox, Siax, Botulift	1:1
Purtox	未定	N/A	150 kD 不含附加蛋白质	美国 Mentor 公司		(1~1.5):1
CBTXA (衡力)	N/A	N/A	900 kD	中国兰州生物制品研究所	衡力	?

注：kD，千道尔顿；N/A，不适用。

- 冻干。
- 室温储藏，开启后冰箱保存。

Neuronox
- 2004 年获韩国食品药品管理局批准，由 Medy-Tox 有限公司（韩国首尔）制造。
- 未获美国食品药品监督管理局（FDA）批准。
- 每小瓶有 50 U、100 U、200 U 三种规格（100 U 含有 0.5 mg 人血清白蛋白和 0.9 mg 氯化钠）。
- 冻干。
- 与保妥适的转换比例为 1:1。
- 使用前冷柜储藏，开启后冰箱保存。

PurTox
- 等待 FDA 批准。
- 与 Xeomin 相似，不含附加蛋白质。

CBTXA（衡力）
- 未获 FDA 批准。

- 中国政府注册的唯一的肉毒杆菌毒素 A。
- 冻干。
- 每 100 单位含有 5 mg 小牛血清白蛋白、25 mg 右旋糖酐和 25 mg 蔗糖。
- 与保妥适的转换比例未知。
- 使用前冷柜储藏，开启后冰箱保存。

肉毒杆菌毒素 B（Botulinum Toxin B，BoNTB）制剂

Myobloc：利玛肉毒杆菌毒素 B（rimabotulinumtoxinB）（BoNTB）

- 宾夕法尼亚州莫尔文 Solstice 神经科学有限公司。
- 商品名：MyoBloc，NeuroBloc。
- 由于注射疼痛及持续时间有限，很少用于美容。
- FDA 批准只应用于颈部肌张力障碍。

补充阅读

[1] Flynn TC. Advances in the use of botulinum neurotoxins in facial esthetics. J Cosmet Dermatol. 2012; 11(1):42–50

[2] Nettar K, Maas C. Neuromodulators: available agents, physiology, and anatomy. Facial Plast Surg. 2011; 27(6):517–522

[3] Moers-Carpi M, Dirschka T, Feller-Heppt G, et al. A randomised, double-blind comparison of 20 units of onabotulinumtoxinA with 30 units of incobotulinumtoxinA for glabellar lines. J Cosmet Laser Ther. 2012; 14(6):296–303

[4] Walker TJ, Dayan SH. Comparison and overview of currently available neurotoxins. J Clin Aesthet Dermatol. 2014; 7(2):31–39

4
神经毒素准备

包装内的药物为神经递质状态，应使用不含防腐剂的生理盐水（0.9% 氯化钠）稀释重组。但是，临床实践也证实使用含防腐剂的生理盐水（含有苯甲醇）能够减轻患者的不适感。

保妥适含 100 BU（保妥适单位），稀释方法有：

- 1 mL 生理盐水稀释，每 0.1 mL 药液含 10 BU。
- 2 mL 生理盐水稀释，每 0.1 mL 药液含 5 BU。
- 2.5 mL 生理盐水稀释，每 0.1 mL 药液含 4 BU。
- 4 mL 生理盐水稀释，每 0.1 mL 药液含 2.5 BU。

Xeomin 含 100 XU（Xeomin 单位），稀释方法与保妥适相似。

丽舒妥含 300 DU（丽舒妥单位），稀释方法有：

- 2.5 mL 生理盐水稀释，每 0.1 mL 药液含 12 DU。
- 1.5 mL 生理盐水稀释，每 0.1 mL 药液含 20 DU。
- 1 mL 生理盐水稀释，每 0.1 mL 药液含 30 DU。

一般换算比例：

- 1 BU=1.0~1.5 XU
- 1 BU=2.5~3.0 DU

补充阅读

[1] Bass Kaplan J. The dilution confusion: easy dosing for botulinum toxins. Plast Surg Nurs. 2016;

36(1):24–27

[2] Moers-Carpi M, Tan K, Fulford-Smith A. A multicentre, randomized, double-blind study to evaluate the efficacy of OnabotulinumtoxinA (20 units) in the treatment of glabellar lines when compared to IncobotulinumtoxinA (30 units). European Masters in Aesthetic and Anti-aging Medicine, September 30–October 1, 2011, Paris

5

神经毒素注射器械

肉毒杆菌毒素 A（botulinum toxin A，BoNTA）重新溶解后，可用 1 mL 注射器配 30 G 的针头进行注射。药瓶中的药液可用 20 G 的针头抽出，用 30 G 或更细的针头进行注射。带或不带 Luer 锁（Acuderm Inc.，Fort Lauderdale，Florida，或 Exelint International，Los Angeles，California）的无损失注射器可以把最后一滴药液推出针管（图 5.1）。或者可以使用无滴漏胰岛素注射器（BD 超细针，Becton Dickinson，Franklin Lakes，New Jersey）（图 5.2）。这些注射器有 0.3 mL、0.5 mL 规格，另配有一个 31 G、8 mm 长的针头。

这些无滴漏胰岛素注射器的针头是预装的。肉毒杆菌毒素 A 必须进行溶解并除去瓶盖。将神经毒素抽吸到每个针管内，并标注产品名称、批号和失效日期，存放在冰箱内。因为针头很细易损坏，抽吸产品时应避免针头碰撞药瓶。另外，患者使用前重新盖上针帽的过程需极为小心，以防止微细针尖损坏或变钝。

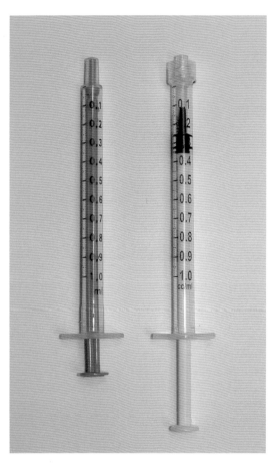

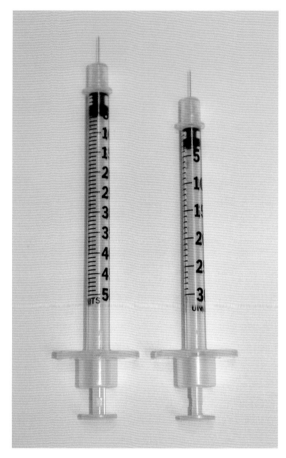

图 5.1 无损失注射器推注塞推进针底。Acuderm（左），Exelint（右）

图 5.2 无滴漏 BD 胰岛素注射器。0.5 mL（左）和 0.3 mL（右）可用于肉毒杆菌毒素 A 的注射，这些注射器预装有一个 31 G 的针头

第三部分

神经毒素注射技巧

6

治疗眉间纹

难度 ●
患者满意度 ●●●
风险 ●●

适应证

神经毒素被普遍用来治疗眉间的纵向皱纹。这个部位是唯一获 FDA 批准的肉毒杆菌毒素 A 的治疗部位（Botox，Dysport，Xeomin）。

重要解剖（图 6.1）

眉间的垂直线是由成对的皱眉肌收缩形成的，水平线由中央局部的降眉间肌的收缩形成。皱眉肌起源于眶上额骨脊，止于眉毛中 1/3 的皮肤。降眉间肌起源于鼻骨，并插入眉间或额中部的皮肤。

这个解剖虽然看起来简单，但在面部活动时可见细微的解剖变异。我们已经注意到了两种不同的皱眉模式：笔直沿着眉毛，或与眉毛呈垂直方向的 V 形。出于这个原因，在这个部位注射不应该只依赖一种技术。注射者应能透过皮肤想象肌肉的位置及它们运动时对皱纹的影响。

注射技巧（图 6.2~ 图 6.4）

可以使用表面麻醉剂。然而，由于该部位注射的疼痛可以耐受，通常并不需要麻醉。在注射前，可嘱患者皱眉。尝试透过皮肤判定降眉间肌和皱眉肌的大小、强度和位置。皱眉肌外侧插入皮肤中，因此注射者可根据患者皱眉时皮肤的凹陷确定皱眉肌的横向范围。

通常这个区域的面积使用 20~30 BU（保妥适单位）或 50~80 DU（丽舒妥单位），但同样注射 10 单位的药物，有经验的注射者可产生更好的效果。部分患者（男性为主）需要更多的剂量。

注射部位必须在眶上缘上方 1 cm 的地方，以减少上睑下垂的风险。注意将药物注射于肌腹，尽量不要碰到骨膜，否则可能发生注射后头痛。

注意事项

在这个区域注射可导致上睑下垂，这种下垂可在注射后 2 周出现，可能持续 2~4 周。

注射后指导

没有临床数据支持给患者术后指导会减少上睑下垂或提高疗效。然而，有些医生会要求患者不弯腰、不按摩注射部位或平躺 4 小时。他们还建议患者当天不运动，注射部位 90 分钟内不进行主动运动。

其他注射后注意事项

注射后不能立即运动，因为运动会加重瘀青。

风险

产品扩散到眼睑可能会影响上睑提肌而导致短暂性上睑下垂。

操作要点

· 让患者皱眉以便评估肌肉的大小和形状，根据肌肉的解剖特点进行治疗。应尽量注射到整个皱眉肌的横向范围。

· 可用填充剂注射同一部位的深皱纹。

· 眉间部位一致的重复治疗会使者"忘却"移动眉头，从而不仅改善皱纹，还可延长两次注射间的时间。

· 注射过程中将拇指按压眶缘，可减少药液向上睑提肌扩散的可能性。

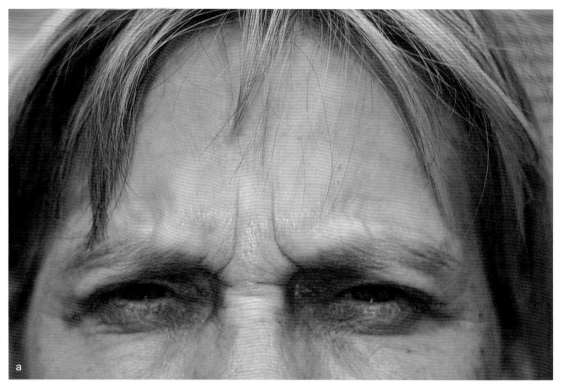

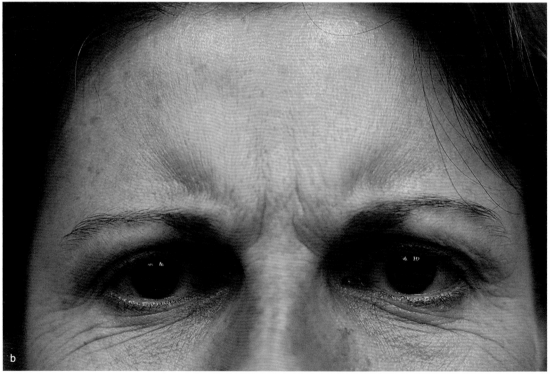

图 6.1 皱眉肌的不同解剖特点。a. 更多横向肌肉。b. 更多垂直 V 形肌肉。注射者应该学会透过皮肤看肌肉的解剖特点

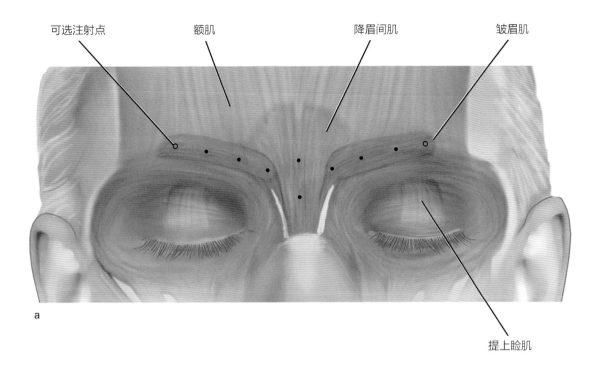

可选注射点　　　　额肌　　　　　降眉间肌　　　　皱眉肌

提上睑肌

a

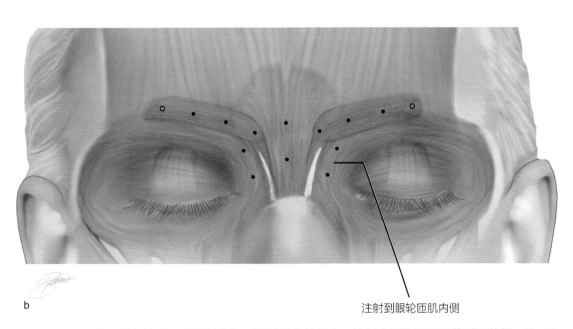

b

注射到眼轮匝肌内侧

图 6.2　a、b. 对于横向皱眉肌的注射建议。根据肌肉的长度，注射点可能需要延伸到更外侧一些（空心圆表示可选的注射部位）

额肌　　降眉间肌　　皱眉肌

提上睑肌

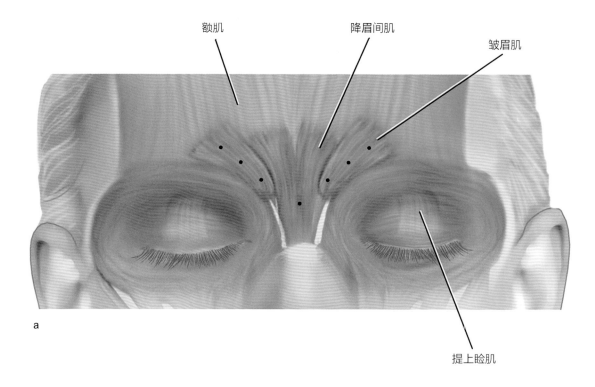

a

注射到眼轮匝肌内侧

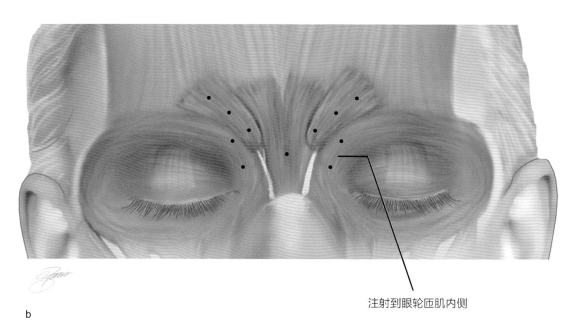

b

图 6.3　a、b. 对于 V 形皱眉肌的注射建议

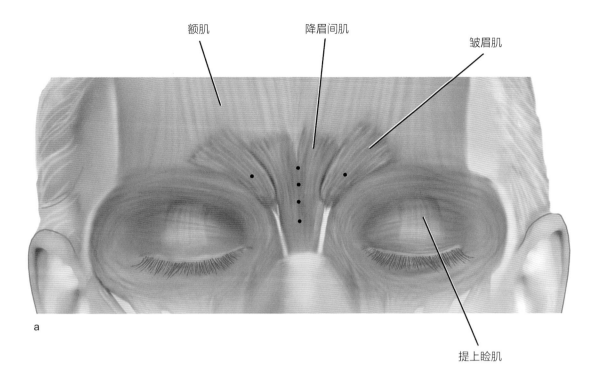

额肌　　　　降眉间肌　　　　皱眉肌

提上睑肌

a

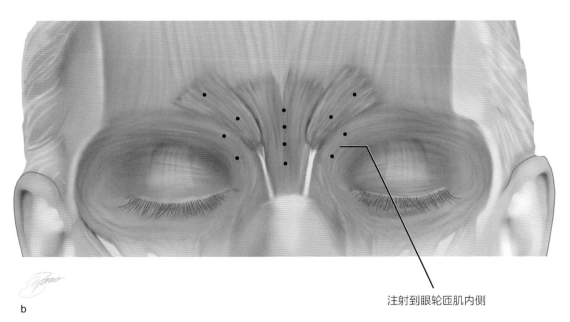

注射到眼轮匝肌内侧

b

图 6.4　a、b. 对于横向眉间皱纹（鼻横纹，主要是降眉间肌的作用，少数为皱眉肌的作用）为主的注射建议

补充阅读

[1] Bassichis BA, Thomas JR. The use of Botox to treat glabellar rhytids. Facial Plast Surg Clin North Am. 2003; 11(4):453–456

[2] Carruthers J, Fagien S, Matarasso SL, et al. Consensus recommendations on the use of botulinum toxin type A in facial aesthetics. Plast Reconstr Surg. 2004; 114(6)Suppl:1S–22S

[3] Monheit G. Neurotoxins: current concepts in cosmetic use on the face and neck-upper face (glabella, forehead, and crow's feet). Plast Reconstr Surg. 2015; 136(5) Suppl:72S–75S

[4] Moy R, Maas C, Monheit G, et al. Long-term safety and efficacy of a new botulinum toxin type A in treating glabellar lines. Arch Facial Plast Surg. 2009; 11(2):77–83

7
治疗额部皱纹

难度 ●●
患者满意度 ●●●
风险 ●●

适应证

额部横向皱纹。

重要解剖

成对的额肌收缩后可抬高眉毛和上睑，产生额部的褶皱。额肌起源于头盖骨的帽状腱膜，止于眉毛部位的皮肤。额肌常成对分布，但中央并不重合。然而临床上，额部中央也不是没有皱纹。因此，对额纹的治疗应包含额部中央的注射。

注射前，面上部需要进行动态及静态的评估。女性的眉毛应恰好齐或略高于眶上缘。男性的眉毛应在眶骨边缘。

注射技巧（图 7.1）

嘱患者眉毛上下运动，从而评估肌肉运动的范围。额肌位置表浅，所以药物应注射在皮下表浅组织内。从中央到两侧整体治疗。对于肉毒杆菌毒素 A 的注射，男性需要更高剂量。一般剂量范围在 10~20 BU（保妥适单位）或 30~60 DU（丽舒妥单位）。

注意事项

额部常被认为是最难注射的区域。额纹的治疗看上去很简单，但经常出现过度治疗和注射部位设计失误等错误。最重要的是，在注射神经毒素前一定要评估静态情况下眉毛的位置。这个区域有两个重要状态需要预判：①是否有眉下垂存在；②额部肌肉是否在静态情况下仍保持收缩状态以帮助提升眉毛。后者可能会掩盖患者实际上存在的眉下垂。

在一些患者中，额头横向皱纹是眉下垂的代偿结果。这些患者常常要求注射神经毒素来改善其前额深皱纹。需要记住的是，额肌是唯一能够提高眉毛的肌肉。如果存在眉下垂，就不要注射额肌，因为这会加重眉下垂。如果眉下垂的患者必须治疗，应注射额头的上部，使患者保留一些抬眉运动，或考虑整个区域减少治疗剂量。

此外，额肌有时会停留在强直收缩状态，必须使之放松以确定静止位置的眉头。这甚至可能需要注射者手动"理顺"额头，帮助肌肉松弛。嘱患者闭上眼睛可以帮助放松额肌。当额肌在休息位时，再评估眉毛位置，以确定额肌收缩是否掩盖眉下垂。

该区域如果注射不当，可能导致眉形异常。注射部位不要局限在眉部中央。不要认为注射不能向两侧延伸。如果只治疗眉毛中央，眉毛内侧会下降，而两侧抬高，产生一个奇怪的倾斜外观，有时也被称为"Spock 先生"（图 7.2）或"Mephisto（魔鬼）符号"。可以通过这种技术使两侧眉毛提高，但需要谨慎注射，避免内侧眉头过度倾斜。

注射后指导

嘱患者治疗后避免立即运动。瘀青可能会减少肉毒杆菌毒素 A 渗透到神经肌接头的剂量而降低疗效。

风险

上睑下垂和眉下垂是主要风险。次要风险包括不适当的注射可能会导致出现不自然的眉形或持久的皱纹。

操作要点

· 比起其他任何区域，注射者在设计注射部位时，最重要的是要观察患者额肌的收缩与放松。

· 如果皱纹延伸到发际线，要确保注射也延伸到这个区域，否则，注射后会出现光洁的额头与上方的皱纹脊。

· 注意评估两侧眉毛，这些位置注射剂量不足可能会导致眉毛侧缘上方出现深月牙形折痕（图 7.3）。

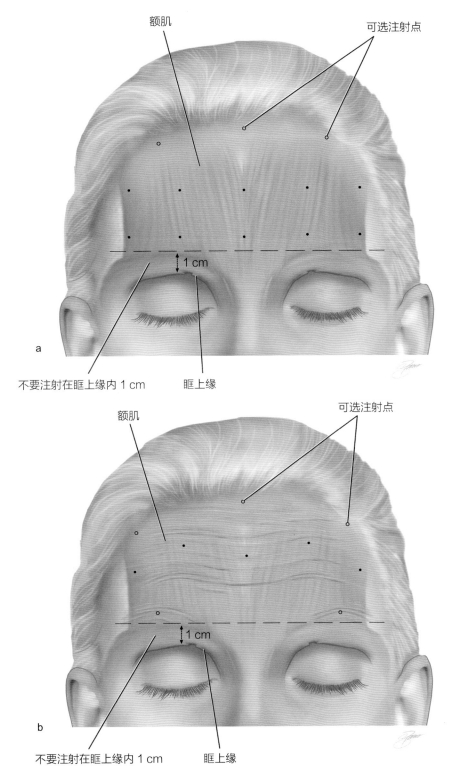

图 7.1　a、b. 一些患者的额肌注射部位可能会向上延伸至发际线。保留眶上缘 1 cm 以上的距离。可选注射模式显示在图上。根据肌肉的形状和动作设计注射的模式

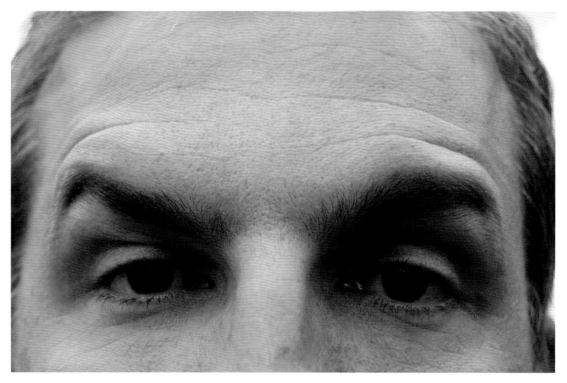

图 7.2 额部中央注射产生 "Spock 先生" 眉（吊梢眉）

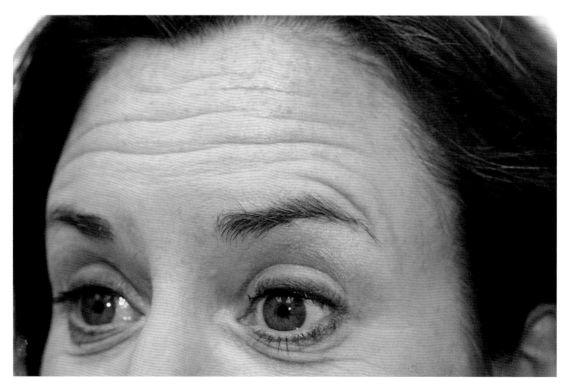

图 7.3 注意治疗患者眉毛上方月牙形的皱纹

· 单侧额肌在静态时的收缩可能是对该侧上睑下垂的代偿行为。如果对其进行注射反而会加重上睑下垂。因此在注射前需要仔细评估。

· 对于有些患者，一定剂量的肉毒杆菌毒素 A（20~25 BU 或 50~70 DU）可以同时治疗眉部和额部皱纹。

补充阅读

[1] Carruthers J, Fagien S, Matarasso SL, et al. Consensus recommendations on the use of botulinum toxin type A in facial aesthetics. Plast Reconstr Surg. 2004; 114(6)Suppl:1S–22S

[2] Michaels BM, Csank GA, Ryb GE, et al. Prospective randomized comparison of onabotulinumtoxinA (Botox) and abobotulinumtoxinA (Dysport) in the treatment of forehead, glabellar, and periorbital wrinkles. Aesthet Surg J. 2012; 32(1):96–102

[3] Susmita A, Kolli NN, Meka S, et al. An evaluation of use of botulinum toxin type A in the management of dynamic forehead wrinkles - a clinical study. J Clin Diagn Res. 2016; 10(10): ZC127–ZC131

8
治疗笑纹和鱼尾纹

▶

难度 ●
患者满意度 ●●
风险 ●

适应证

肉毒杆菌毒素注射用于治疗笑纹和鱼尾纹是患者最常见的诉求。为了减轻或消除眼外侧和下方的皱纹，将肉毒杆菌毒素注射于眼轮匝肌，可以阻止因表情和肌张力导致的其上方皮肤牵拉而形成的皱纹。但神经毒素注射不能改善因光老化导致的静态纹或深的皱纹。

重要解剖

围绕眼周的眼轮匝肌可分为三部分：睑板前、眶隔前和眶部。眶部的肌肉延伸至外侧并与其上方的皮肤紧密相连，它的收缩导致外侧眼角的皱纹呈辐射状延伸。当上方的皮肤变薄及老化时，肌肉频繁收缩使鱼尾纹变得更加明显。

注射技巧（图 8.1 和图 8.2）

注射时可以使用表面麻醉剂和冰块冷敷，但大多数情况下这两者都没有必要。在鱼尾纹区域放射状地注射 3~4 针肉毒杆菌毒素 A，每一侧注射总量为 8~20 BU 或 20~60 DU。注意注射点需距离骨性眶缘外侧 1 cm，尤其是外眦角上方，否则可能导致上睑下垂。注射时将非注射手的示指放置在骨性眶缘外侧作为参照，以避免注射到这个区域。

由于眼轮匝肌位置表浅，针头无须深达皮下组织。肉毒杆菌毒素 A 的作用范围广，在真皮浅层的注射可以最大限度地减少瘀青，且不影响临床效果。

注意事项

眼周区域有丰富的浅、深静脉结构，一部分可以从皮肤表面看到，还有一部分是看不到的，注射时应避免碰到这些血管。一方面可以防止药物流失到静脉内，另一方面可以预防瘀青。

注射后指导

眼周区域血管非常丰富，所以很有可能出现瘀青。一旦伤到血管，立刻用力压迫1~2 分钟可减轻瘀青。必要时，注射后用冰袋外敷也可以减少瘀青形成。

风险

若注射位置太低或者注射在眼轮匝肌下方太深会影响到颧大肌，导致上唇下垂或笑容不对称。应告知患者注射区域不能太靠下以免影响到颧大肌。另外，一旦眼角外侧的皱纹消失后，有些患者会更明显地注意到眼下方区域的皱纹。

操作要点

- 做夸张表情时眼周肌肉仍有部分运动是正常的。
- 部分医生更喜欢在此区域使用 BoNTA-ABO（Dysport），因为其作用范围更为广泛。

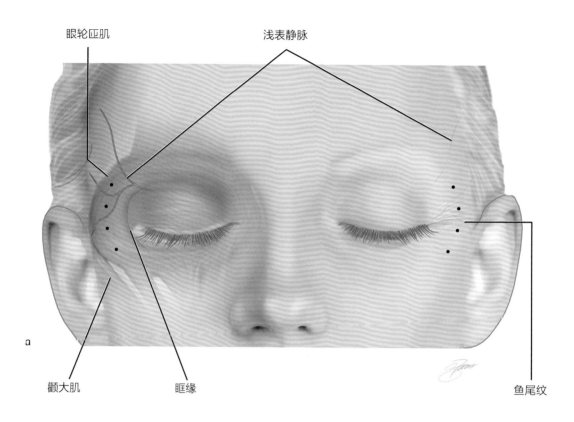

眼轮匝肌

浅表静脉

颧大肌

眶缘

鱼尾纹

a

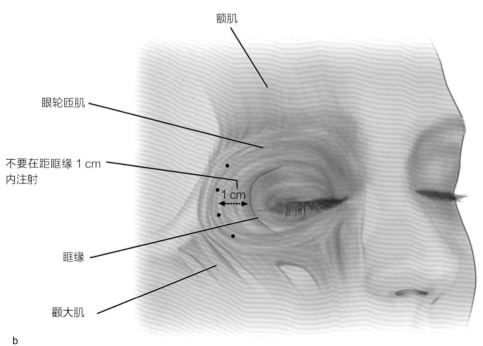

额肌

眼轮匝肌

不要在距眶缘 1 cm
内注射

1 cm

眶缘

颧大肌

b

图 8.1 a、b. 治疗鱼尾纹时一般以辐射状注射在距离眶缘外侧 1 cm 的眼轮匝肌浅表皮下处。避免注射入此区域内可见的浅表静脉内

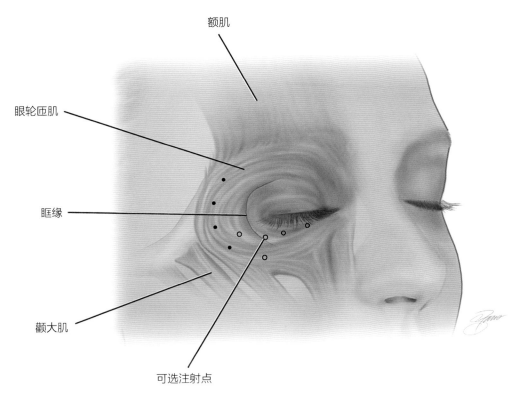

额肌

眼轮匝肌

眶缘

颧大肌

可选注射点

图 8.2 对于眼下方有皱纹的患者，可选注射点如图所示（空心圆处），但必须注意避免肉毒素扩散到颧大肌

补充阅读

[1] Carruthers A, Bruce S, de Coninck A, et al. Efficacy and safety of onabotulinumtoxinA for the treatment of crow's feet lines: a multicenter, randomized, controlled trial. Dermatol Surg. 2014; 40(11):1181–1190

[2] Carruthers J, Fagien S, Matarasso SL, et al. Consensus recommendations on the use of botulinum toxin type A in facial aesthetics. Plast Reconstr Surg. 2004; 114(6)Suppl:1S–22S

[3] Kim DW, Cundiff J, Toriumi DM. Botulinum toxin A for the treatment of lateral periorbital rhytids. Facial Plast Surg Clin North Am. 2003; 11(4):445–451

9
提升眉尾

难度 ●●
患者满意度 ●
风险 ●

适应证

外侧眼轮匝肌的过度运动可以导致眉尾下垂。当眼轮匝肌运动或静止状态下产生肌张力时,其垂直和斜向的肌纤维可以对抗额肌的提升力,将眉尾向下拉。

重要解剖

眼轮匝肌是强有力的下拉眉毛的肌肉,大部分患者的上外侧眼轮匝肌位于眉毛外侧的位置或者略低于该水平。

注射技巧(图9.1)

为了取得最好的效果,可用非注射手将眉毛上提,注射点位于距离眶缘上 1 cm 处。注射时可以使用表面麻醉,但大多数情况下没有必要。

将肉毒杆菌毒素 A 沿着眉尾注射 2~3 处至眼轮匝肌,每个注射点注射 2~3 BU,一侧总共注射 4~6 BU。

注意事项

此区域有发生瘀青的风险。眼周含有丰富的浅表静脉,一部分可以从皮肤表面看到，还有一部分是看不到的，注射于浅表皮下组织可以减少瘀青的发生。

注射后指导

如果发生出血，用力压迫注射部位，因为此区域比其他区域更容易发生瘀青。

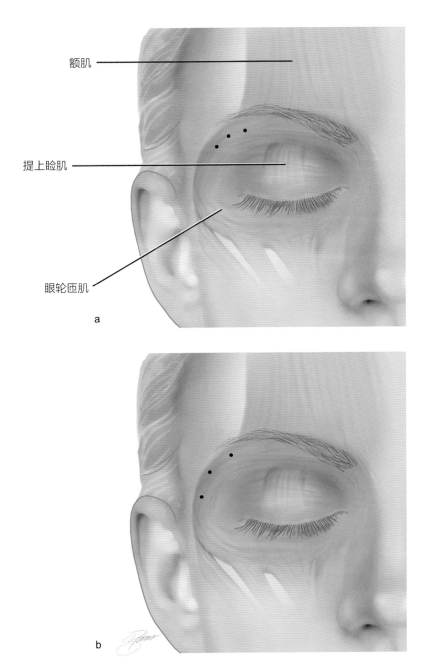

图 9.1 a、b. 按图示注射点将肉毒杆菌毒素 A 注射于外侧眼轮匝肌，可以达到提升眉尾的效果

风险

只要神经毒素没有影响到提上睑肌，一般很少会有风险。

操作要点

· 不是所有患者都能达到显著的提眉效果。

· 由于提眉需要额肌的上拉力，若同时注射外侧额肌和外侧眼轮匝肌将抵消这个区域额肌对眉毛的上拉力。

补充阅读

[1] Ahn MS, Catten M, Maas CS. Temporal brow lift using botulinum toxin A. Plast Reconstr Surg. 2000; 105(3):1129–1135, discussion 1136–1139

[2] Chen AH, Frankel AS. Altering brow contour with botulinum toxin. Facial Plast Surg Clin North Am. 2003; 11(4):457–464

[3] Maas CS, Kim EJ. Temporal brow lift using botulinum toxin A: an update. Plast Reconstr Surg. 2003; 112(5) Suppl:109S–112S, discussion 113S–114S

10
化学提眉

▶

难度 ●●
患者满意度 ●
风险 ●●

适应证

前额的皮肤及皮下组织萎缩，加上皱眉肌、降眉间肌及眼轮匝肌的过度运动，通常导致眉毛出现下垂。当这些肌肉运动或静止状态下产生肌张力时，其垂直和斜向的肌纤维将对抗额肌的上提力，下拉眉毛的位置。

重要解剖

皱眉肌、降眉间肌及外侧眼轮匝肌都是下拉眉毛的肌肉，将这些肌肉麻痹可以使额肌克服下拉力，从而提升眉毛。将肉毒杆菌毒素 A 注射于皱眉肌和降眉间肌可使眉中提升，而将其注射于外侧眼轮匝肌可以达到提升眉尾的效果。但值得注意的是，不能用肉毒杆菌毒素过度治疗额肌，需保持前额的肌肉功能，否则将使前额无法提拉眉毛，导致眉毛下垂。

注射技巧（图 10.1）

术中可以使用表面麻醉剂和冰块冷敷，但大多数情况下这些都是没有必要的。实质上，这种提眉技术是联合了眉间和眉尾治疗技术而产生的（见本书"6 治疗眉间纹"和"9 提升眉尾"）。这个部位共需要注射 20~30 BU 或 60~90 DU。

注意事项

注射点需距离骨性眶缘至少 1 cm，以降低药物扩散至上睑提肌的风险。

注射后指导

如果发生出血，用力压迫注射区域。颞区比其他区域更容易发生瘀青。需告知患者

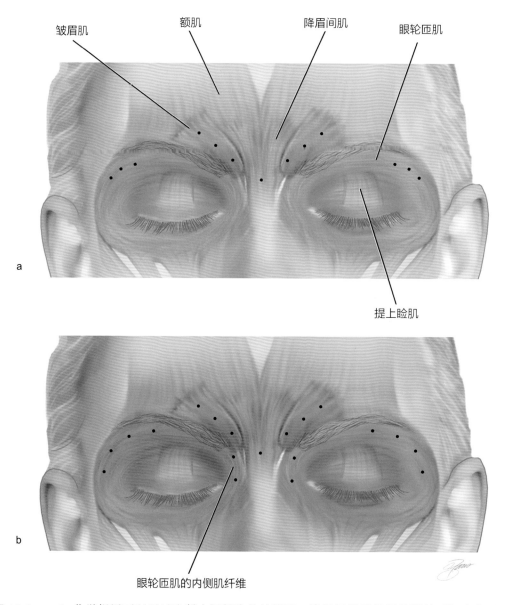

图 10.1　a、b. 化学提眉可以通过注射中间部位的皱眉肌、降眉间肌及外侧的眼轮匝肌来实现。注意不能注射到额肌，否则将无法向上提拉眉毛。图中显示的是不同的注射方法

如下事项：当天避免运动，4 小时内不要弯腰、平躺或推动注射部位。但是没有临床证据表明这些举措可以提高疗效或减轻下垂。

风险

只要神经毒素没有影响到提上睑肌，一般很少会有风险。

操作要点

- 不是所有患者采用这种注射方式都会得到相同的提眉效果。
- 过度治疗额肌将抵消由本注射方式取得的任何可能的提眉效果。
- 对于严重的眉毛下垂，注射神经毒素不太可能获得明显的提升。

补充阅读

[1] Carruthers J, Carruthers A. Botulinum toxin (botox) chemodenervation for facial rejuvenation. Facial Plast Surg Clin North Am. 2001; 9(2):197–204, vii

[2] Chen AH, Frankel AS. Altering brow contour with botulinum toxin. Facial Plast Surg Clin North Am. 2003; 11(4):457–464

[3] Dorizas A, Krueger N, Sadick NS. Aesthetic uses of the botulinum toxin. Dermatol Clin. 2014; 32(1):23–36

[4] Frankel AS, Markarian A. Cosmetic treatments and strategies for the upper face. Facial Plast Surg Clin North Am. 2007; 15(1):31–39, vi

11
治疗卧蚕

难度 ●●
患者满意度 ●●
风险 ●●

适应证

眼轮匝肌肥大可导致在微笑或眯眼时下睑丰满，但在静态时不明显。

重要解剖

围绕眼周的眼轮匝肌可分为三部分：睑板前、隔膜前和眶部。睑板前部分的眼轮匝肌肥大可导致患者微笑时下睑丰满。

注射技巧（图 11.1）

肉毒杆菌毒素（1~2 BU）注射于瞳孔中线睫毛线下约 3 mm，每侧眼睑单独注射一针，皮下注射。

注意事项

注射睑板前眼轮匝肌将导致眼裂增宽，若患者已经存在下睑松弛、巩膜显露过多或眼干燥症，则不能注射。

注射后指导

无特殊。

风险

眼裂增宽可导致眼干，当患者有下睑松弛或眼干燥症时应谨慎注射。注射后可发生瘀青。

操作要点

- 注射前检查下睑的肌张力（下睑牵拉试验），精确诊断对那些抱怨下睑丰满的患者非常关键。
- 必须告知患者眼袋和眼轮匝肌肥大的区别及不同的治疗方法。
- 由于丽舒妥（Dysport）的作用范围较大，保妥适（Botox）更适合用于此项治疗。

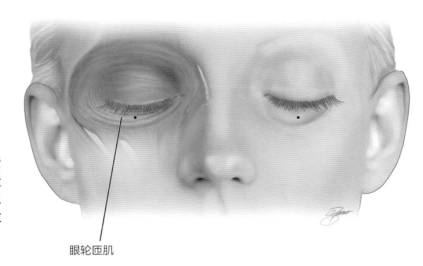

图 11.1 肉毒杆菌毒素A 注射于瞳孔中线位置的浅表皮下组织内，以减少眼轮匝肌肥大导致的膨出

眼轮匝肌

补充阅读

[1] Carruthers J, Carruthers A. Aesthetic botulinum A toxin in the mid and lower face and neck. Dermatol Surg. 2003; 29(5):468–476

[2] Flynn TC, Carruthers JA, Carruthers JA. Botulinum-A toxin treatment of the lower eyelid improves infraorbital rhytides and widens the eye. Dermatol Surg. 2001; 27(8):703–708

[3] Loyo M, Kontis TC. Cosmetic botulinum toxin: has it replaced more invasive facial procedures? Facial Plast Surg Clin North Am. 2013; 21(2):285–298

12
治疗兔纹

难度 ●
患者满意度 ●●
风险 ●●

适应证

兔纹是指从内眦区域辐射出来，沿鼻两侧向内下延伸的皱纹。不是所有人都会有兔纹，也不是所有人都讨厌它，但对一些患者来说可能难以接受。当所有面上部肌肉都采用肉毒杆菌毒素 A 治疗后，该区域的肌肉成为患者唯一能移动的肌肉，随着时间的推移，兔纹会越来越严重。有时这些皱纹还能导致深处的眉间横纹。在这些病例中，注射肉毒杆菌毒素 A 通常可以抚平这个区域。

重要解剖

鼻肌的上部分（鼻肌横部）起源于每侧切牙孔，随后插入鼻背的肌腱内。在这条肌腱中，双侧的鼻肌肌纤维与降眉间肌共同作用，当它们收缩时，就形成了鼻上的皱纹，同时下拉前额，导致了眉间横纹。

注射技巧（图 12.1）

术中可以使用表面麻醉剂和冰块冷敷，但大多数情况下这些都是没有必要的。注射前让患者像兔子一样皱起鼻子，或类似闻到异味的动作，这样可以显示肌肉的位置及鼻肌纤维的强度。

每侧注射一处，剂量为 2~3 BU。当患者皱鼻时评估该区域的肌肉位置和强度，以决定适当的注射部位，这一点非常重要。因鼻肌比较表浅，注射时仅需将针头置于真皮下的皮下组织内。

另一个技巧是针头穿透肌肉然后回退针头注射，注射的方向与肌肉收缩时所见的兔纹垂直。如果肌肉较肥厚或者皱纹较广泛，可以多注射几针，但要注意不能过度向外侧延伸。

注意事项

此区域的治疗需保持内侧注射以避免麻痹提上唇鼻翼肌，若影响到这块肌肉，则可能导致唇下垂或鼻唇沟变平。保持内侧注射还能避免将药物注射入内眦动脉。

注射后指导

因为此区血管较丰富且明显，可能会发生瘀青，注射后应用力压迫注射部位。

风险

若一侧治疗不足可导致鼻翼运动不对称，但通常不明显且可以通过补充注射少量药物纠正。而过度治疗则比较麻烦，它可以导致面颊、鼻唇沟变平或上唇下垂。所以建议初注射时使用保守剂量，注射部位应靠近鼻骨和鼻软骨上外侧水平。

操作要点

• 有些患者可能不能理解为何此区域需要治疗，甚至没有意识到他们微笑或做表情时会在这个区域产生皱纹。你需要在镜子中向他们展示这些皱纹，并向他们解释治疗此区域对提升眉心和抚平眉间纹有重要的辅助作用。

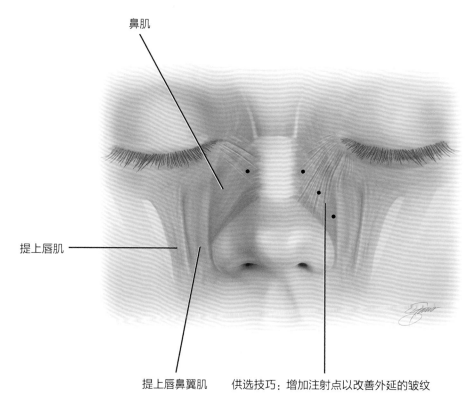

鼻肌

提上唇肌

提上唇鼻翼肌　　供选技巧：增加注射点以改善外延的皱纹

图 12.1　每侧肌肉注射 1 针，如果肌肉较肥厚，可以增加注射点，但要注意在提上唇鼻翼肌内侧注射

补充阅读

[1] Carruthers J, Carruthers A. Botulinum toxin (botox) chemodenervation for facial rejuvenation. Facial Plast Surg Clin North Am. 2001; 9(2):197–204, vii

[2] Carruthers J, Fagien S, Matarasso SL, et al. Consensus recommendations on the use of botulinum toxin type A in facial aesthetics. Plast Reconstr Surg. 2004; 114(6)Suppl:1S–22S

[3] Erickson BP, Lee WW, Cohen J, et al. The role of neurotoxins in the periorbital and midfacial areas. Facial Plast Surg Clin North Am. 2015; 23(2):243–255

13
提升鼻尖

难度 ●
患者满意度 ●●
风险 ●●

适应证

神经毒素注射于鼻小柱的基底部可以使鼻尖提升（上翘），这仅适用于轻度鼻尖下垂的患者，对于那些严重鼻尖下垂伴皮肤增厚及皮脂腺增生的患者没有效果，严重鼻尖下垂者可选择外科手术治疗。这一注射方式属于"微调"技术。

重要解剖

降鼻中隔肌是口轮匝肌的延伸部分并插入鼻孔内侧壁。当微笑时它会将鼻尖下拉。削弱这块肌肉的力量可使鼻尖提升或使鼻唇角增大。男性的鼻唇角应该接近 90°，女性角度应该更大一点。

注射技巧（图 13.1）

注射时可使用表面麻醉剂，但在通常情况下，没有麻醉也能忍受。降鼻中隔肌位于鼻小柱的基底部，这是我们要注射的目标区域。注射剂量约为 2 BU 或 5~9 DU。

注意事项

这项治疗对严重的鼻尖下垂无效。对于那些鼻尖已经上翘的女性和不想使鼻尖过度上翘的男性慎用。

注射后指导

无特殊。一般无瘀青。

风险

过度治疗此区域可导致上唇下垂。

操作要点

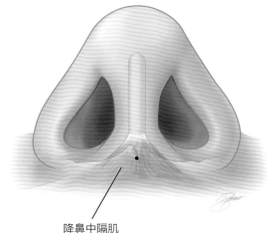

降鼻中隔肌

图 13.1　在鼻小柱基底部单点注射，可以轻微提升鼻尖

- 缓慢注射，可先注射推荐剂量的一半。
- 告知患者治疗仅能达到轻微的改善。
- 不宜过度治疗。

补充阅读

[1] Carruthers J, Carruthers A. Aesthetic botulinum A toxin in the mid and lower face and neck. Dermatol Surg. 2003; 29(5):468–476

[2] Cigna E, Sorvillo V, Stefanizzi G, et al. The use of botulinum toxin in the treatment of plunging nose: cosmetic results and a functional serendipity. Clin Ter. 2013; 164(2):e107–e113

[3] Redaelli A. Medical rhinoplasty with hyaluronic acid and botulinum toxin A: a very simple and quite effective technique. J Cosmet Dermatol. 2008; 7(3):210–220

14
治疗鼻翼外扩

难度 ●●●
患者满意度 ●●
风险 ●●

适应证

适用于说话时不经意地鼻孔张大的患者。

重要解剖

鼻孔开大肌是鼻肌的下半部分，与鼻翼软骨相连，并覆于鼻翼软骨外侧脚。鼻孔开大肌的收缩致鼻翼向外侧张开。

注射技巧（图 14.1）

可采用表面麻醉剂。无麻醉的情况下，进行单侧注射通常也可耐受。每侧 1 个注射点，约注入 5 BU 或 15 DU。直接注入皮下组织，避免注入鼻翼软骨内。

注意事项

无特殊。

注射后指导

无特殊。瘀青不容易发生。

风险

无特殊。

操作要点

- 注射宜慢。首次注射时，宜采用推荐剂量的一半。
- 告知患者治疗仅能达到轻微的改善。
- 不宜过度治疗。
- 疗效可维持 3~4 个月。因患者说话时可能会 "忘却" 收缩鼻孔开大肌，故不必频繁注射。

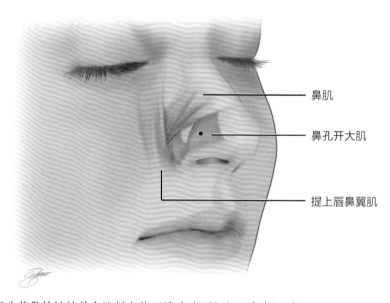

鼻肌

鼻孔开大肌

提上唇鼻翼肌

图 14.1　肉毒素改善鼻外扩的单个注射点位于浅表皮下组织（每侧一点）

补充阅读

[1] Carruthers J, Carruthers A. Aesthetic botulinum A toxin in the mid and lower face and neck. Dermatol Surg. 2003; 29(5):468–476

[2] Gassia V, Raspaldo H, Niforos FR, et al. Global 3-dimensional approach to natural rejuvenation: recommendations for perioral, nose, and ear rejuvenation. J Cosmet Dermatol. 2013; 12(2):123–136

15
提升口角

难度 ●●
患者满意度 ●●
风险 ●●

适应证

将神经毒素注入降口角肌内，可提升口角。因此，该方法适用于口角下垂的患者。可单独应用神经毒素进行治疗，但大多数情况下需与填充剂联合治疗（见"43 提升口角"）。

重要解剖

降口角肌起源于下颌骨，沿下颌骨外缘走行并嵌入耳蜗轴。它收缩时，可下拉两侧口角。削弱降口角肌的下拉力，可致颧部肌肉向上的拉力代偿性增强，从而达到提升口角的目的。

注射技巧（图 15.1）

建议每侧肌肉进行单点注射，如此通常可耐受。嘱患者皱眉，可触及降口角肌。无法触及肌腹的情况下可粗略估计其位置，它大致位于口角外 1 cm 的下方 1 cm 处。于肌肉深处注射，每侧 2~5 BU 或 6~15 DU。

供选技巧

操作者可选择于降口角肌的下方进行注射，以免误入其他口周肌肉。在下颌骨边缘的上方、口角的斜下方进行单点注射。

注意事项

此注射法无法改善严重的口角下垂，亦不能提升木偶纹。

注射后指导

无特殊。几乎不会出现瘀青。

风险

该区域几乎不会发生过度治疗。对大部分人来讲，尤其是口角周围皮肤厚重的患者，通常只能达到口角下垂局部轻微改善的治疗效果。主要的治疗风险是肉毒杆菌毒素误入其他内侧唇降肌（降下唇肌）后，影响患者的笑容。

操作要点

• 单独应用神经毒素仅能改善轻度口角下垂。除了于降口角肌注射肉杆菌毒素之外，

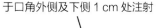
于口角外侧及下侧 1 cm 处注射

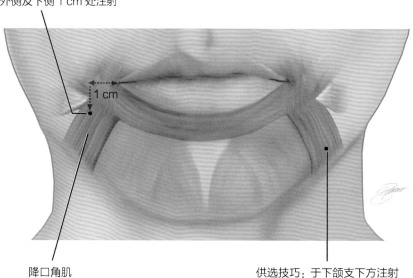
1 cm

降口角肌　　　　　　　　　　　供选技巧：于下颌支下方注射

图 15.1　（左侧）于降口角肌内注入肉毒杆菌毒素，即口角外侧及下侧 1 cm 处注射。（右侧）降口角肌的可选注射位置在口角斜纹距下颌缘上方 1 cm 处

多数疗效不佳患者需要在口角处合并注射透明质酸填充剂。

• 告知患者疗效多为局部细微的改善。

补充阅读

[1] Carruthers J, Carruthers A. Aesthetic botulinum A toxin in the mid and lower face and neck. Dermatol Surg. 2003; 29(5):468–476

[2] Dayan SH, Maas CS. Botulinum toxins for facial wrinkles: beyond glabellar lines. Facial Plast Surg Clin North Am. 2007; 15(1):41–49, vi

[3] Fabi SG, Massaki AN, Guiha I, et al. Randomized split-face study to assess the efficacy and safety of abobotulinumtoxinA versus onabotulinumtoxinA in the treatment of melomental folds (depressor anguli oris). Dermatol Surg. 2015; 41(11):1323–1325

16
唇部提升

难度 ●●
患者满意度 ●●
风险 ●●

适应证

在一些患者中，局部注射肉毒杆菌毒素可使唇部外露的唇红略微增多，看上去更为丰满。可以用于上唇和（或）下唇。

重要解剖

环绕口周的口轮匝肌收缩会形成自四周向中央的牵拉力，因此削弱口轮匝肌的牵拉后可提高提上唇肌和降下唇肌对嘴唇的拉力，使外露唇红增多，从而达到轻微的"唇部提升"的效果。

注射技巧（图16.1）

肉毒杆菌毒素注射点为上唇人中嵴基底处和下唇的相应部位。每点注入 1~2 BU（因丽舒妥的作用区域相对较大，故作者更倾向于此部位注射保妥适）。

注意事项

口周注射点应对称分布，以免患者注射后出现微笑或噘嘴时嘴部不对称。长笛、口哨演奏者或有类似习惯的人群不宜注射。告知患者注射后初期使用吸管会有困难。

注射后指导

无特殊。

风险

确保注射点对称分布，以降低治疗后嘴部不对称的风险。

操作要点

· 此方法的疗效仅为细微变化，外露的唇红增加 1~2 mm。
· 唇部面积可相对增多，但体积没有增加，无法达到填充剂的效果。因此，此方法可与填充剂联合应用，且可用于嘴唇很薄的患者。

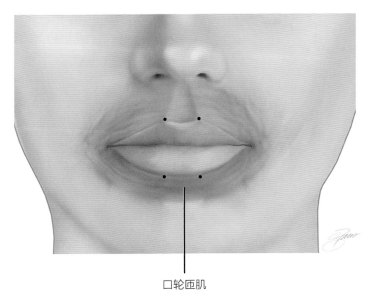

口轮匝肌

图 16.1 肉毒杆菌毒素注射于上唇人中嵴基底处及下唇相应部位，使外露唇红增多，达到视觉丰唇效果

补充阅读

[1] Fagien S. Botox for the treatment of dynamic and hyperkinetic facial lines and furrows: adjunctive use in facial aesthetic surgery. Plast Reconstr Surg. 1999; 103(2):701–713

[2] Semchyshyn N, Sengelmann RD. Botulinum toxin A treatment of perioral rhytides. Dermatol Surg. 2003; 29(5):490–495, discussion 495

17

治疗口周放射纹

▶

难度 ●●
患者满意度 ●●
风险 ●●

适应证

口周放射纹多由说话或吸烟时口周的反复皱缩所致。女性涂的口红可能渗入这些皱纹中。非吸烟患者的口周皱纹主要因说话时噘嘴所致。

重要解剖

口周环绕的口轮匝肌反复收缩导致口周褶皱的形成。

注射技巧（图 17.1）

将唇红边缘分为 4 个象限，每一象限通常选 1~2 个注射点。上、下唇的注射点均不要超过 4 个，且左、右边均不超过 2 个（因丽舒妥的作用区域相对较大，故作者更倾向于此部位注射保妥适）。因口轮匝肌的轻度麻痹可改善整个注射区域，故无须注射每条皱纹。

注意事项

口周注射点应对称分布，以免患者注射后出现微笑或噘嘴时嘴部不对称。长笛、口哨演奏者或有类似习惯的人群不宜注射。告知患者注射后初期使用吸管会有困难。

注射后指导

无特殊。

风险

确保注射点对称分布，以降低治疗后嘴部不对称的风险。

操作要点

· 此方法适用于单唇或双唇的治疗。不宜于口角处注射。避免过量注射，因为过量注射将导致口周无力。

· 与填充剂联合应用可获得更好的治疗效果。

· 对于按照注射剂量收费的患者来说，收益－风险比并不让人满意，因为治疗的肌肉敏感性较低，注射所用的剂量很小，疗效也不太明显，但嘴部不对称和（或）过度矫正的风险却很高。新手注射应多加小心。

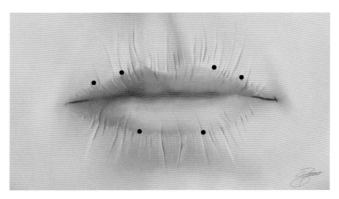

图 17.1　肉毒杆菌毒素于上唇和（或）下唇对称进行 2 点或 4 点注射，可以改善口周皱纹。无须逐一注射所有皱纹

补充阅读

[1] Carruthers J, Fagien S, Matarasso SL, et al. Consensus recommendations on the use of botulinum toxin type A in facial aesthetics. Plast Reconstr Surg. 2004; 114(6)Suppl:1S–22S

[2] Cohen JL, Dayan SH, Cox SE, et al. OnabotulinumtoxinA dose-ranging study for hyperdynamic perioral lines. Dermatol Surg. 2012; 38(9):1497–1505

[3] Romagnoli M, Belmontesi M. Hyaluronic acid-based fillers: theory and practice. Clin Dermatol. 2008; 26(2):123–159

18
治疗露龈笑

▶

难度 ●●●
患者满意度 ●●
风险 ●●

适应证

部分人群在微笑时上唇过度上拉，露出大部分牙龈，称之为"露龈笑"。一些患者还在鼻小柱下方的唇中区域形成明显的横纹。该治疗常有助于解决这两个问题。

重要解剖

微笑时提上唇鼻翼肌收缩可上提上唇。提上唇鼻翼肌源于上颌骨额突，止于鼻孔外侧皮下组织以及上唇。单侧的提上唇鼻翼肌收缩导致上唇龇牙，故被称为"猫王"肌。

注射技巧（图 18.1 和图 18.2）

可以使用表面麻醉剂，但每侧单点注射形成的疼痛通常可耐受。

提上唇鼻翼肌走行于鼻外侧，在该区域注射 1~2 BU。患者的治疗剂量可通过滴定法进行测定。

注意事项

该方法可拉伸上唇，因此治疗上唇本身较长的老年患者需格外注意，通常青年患者的疗效较好。对于不能容忍上唇力量减弱的患者（例如管乐器音乐家、演员等），请谨慎使用。

注射后指导

无特殊。几乎不会出现瘀青。

风险

该区域过度治疗可致上唇严重下垂。

操作要点

• 缓慢注射，首次注射时剂量减半。

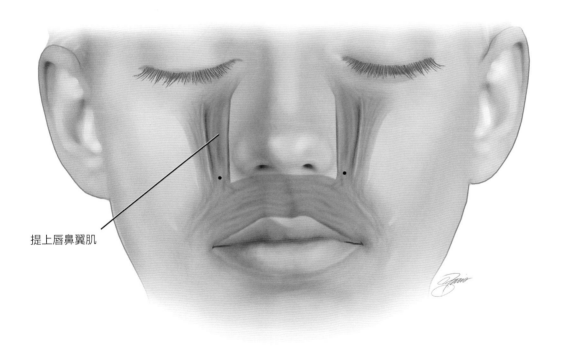

提上唇鼻翼肌

图 18.1 肉毒杆菌毒素于提上唇鼻翼肌的下方注入，可削弱微笑时上唇向上的牵拉力

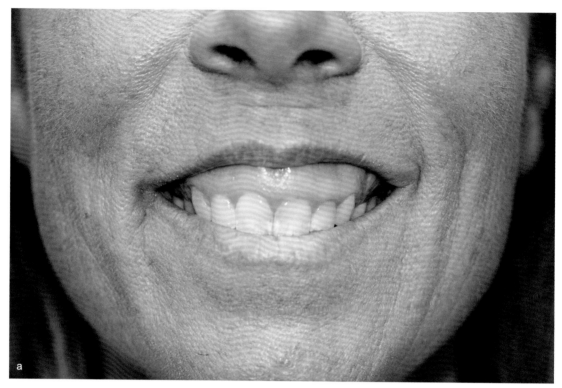

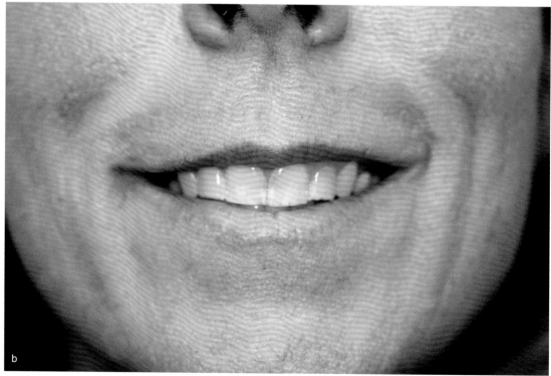

图 18.2　a. 露龈笑患者注射前微笑的图片。b. 露龈笑患者注射肉毒素后最大限度微笑的图片。注射同时改善了鼻小柱下方的横纹

补充阅读

[1] Polo M. Botulinum toxin type A (Botox) for the neuromuscular correction of excessive gingival display on smiling (gummy smile). Am J Orthod Dentofacial Orthop. 2008; 133(2):195–203

[2] Stephan S, Wang TD. Botulinum toxin: clinical techniques, applications, and complications. Facial Plast Surg. 2011; 27(6):529–539

19
治疗颏部凹陷

难度 ●
患者满意度 ●●●
风险 ●

适应证

部分患者在安静或活动状态下总是不经意地皱缩颏部。通常患者在医生指出后才注意到颏部凹陷。也可发生于颏部假体植入或缩颏术后患者。颏部凹陷是由皮下脂肪和覆盖肌肉的真皮萎缩所致。因外形似橘皮，故又称为"橘皮样"颏部。

重要解剖

两侧的颏肌源于下颌切牙窝，止于颏部真皮内。提升下唇的颏肌收缩时形成"噘嘴"的表情，亦可形成颏纹。

注射技巧（图 19.1）

将肉毒杆菌毒素注入颏肌深层，分 3~4 个注射点。注射总量为 3~10 BU 或 9~30 DU。

注意事项

注射点在颏部的下方中部，颏纹和下颌骨下缘之间。

注射后指导

无特殊。

风险

- 若注入颏纹上方的口轮匝肌内，将导致下唇下垂或流涎。
- 治疗不足可能导致肌肉收缩异常，可能需要补充注射肉毒杆菌毒素进行纠正。

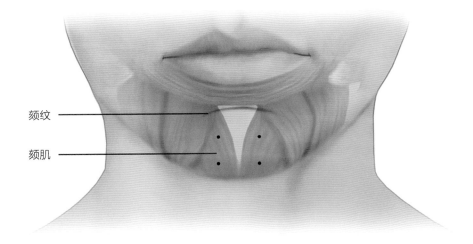

颏纹

颏肌

a

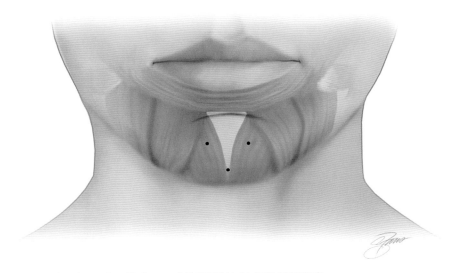

b

图 19.1　a、b. 为改善颏部凹陷，推荐于双侧颏肌处注射肉毒杆菌毒素

操作要点

- 在颏肌内对称注入等量肉毒杆菌毒素。
- 该区域注射相对无痛。
- 注射前告知患者颏肌收缩的外观，使其理解治疗的原理。

补充阅读

[1] Carruthers J, Carruthers A. Aesthetic botulinum A toxin in the mid and lower face and neck. Dermatol Surg. 2003; 29(5):468–476

[2] Carruthers J, Fagien S, Matarasso SL, et al. Consensus recommendations on the use of botulinum toxin type A in facial aesthetics. Plast Reconstr Surg. 2004; 114(6)Suppl:1S–22S

[3] Wise JB, Greco T. Injectable treatments for the aging face. Facial Plast Surg. 2006; 22(2):140–146

20
治疗颈阔肌条索

难度 ●●●
患者满意度 ●
风险 ●

适应证

颈部在静止状态下存在的垂直条索称为颈阔肌条索。颈阔肌条索在颈部拉紧和张口时更加突出。此方法适用于不准备手术的年轻患者、不愿手术的老年患者及手术后复发的患者。

另外一个适应证是接受过颏下脂肪治疗，未掩盖颈阔肌条索的患者。

重要解剖

颈阔肌部位表浅，起源于锁骨和上胸部，止于浅表肌腱膜系统、下面部皮肤、面部肌肉和下颌骨。年轻人的颈阔肌呈连续片状分布，老年人的则向中央伸展形成垂直条索。颈部皮肤薄、皮下脂肪含量少的患者颈阔肌条索更明显。

注射技巧（图 20.1）

瞩患者做表情致颈阔肌收缩后，将更容易进行注射。患者应坐直，轻度前倾，颈部轻度抬高于水平面。颈阔肌完全收缩时，用两指抓住肌肉边缘进行注射。应于手指间、垂直于肌肉纤维进针，且应注入肌肉深层。注射量为每个点 3~5 BU，每侧条索总量为15 BU 或 35~45 DU。每侧条索大约 3 个注射点，间距 1.5~2 cm。若颈阔肌完全收缩时外侧条索也很明显，可用同样方法治疗，但剂量应减小。起始注射部位为颏颈角，向下注射，注射点应低于下颌下 2.0~2.5 cm，防止影响上面部表情肌。

注意事项

过量注射可致吞咽障碍。瘀青并不少见。

注射后指导

用力按压以防止瘀青。

风险

• 颈部粗大的患者并非本治疗的适应证对象，因为治疗后疗效不佳，需要首先解决颈部脂肪问题。

• 该区域过量注射肉毒素会导致吞咽困难或发声困难。

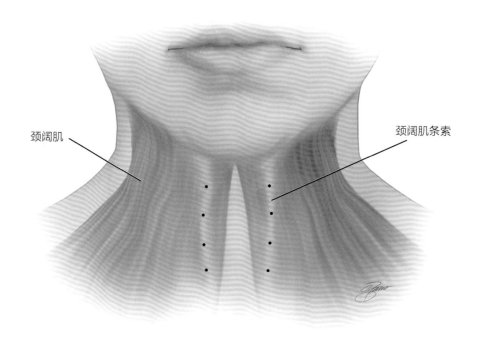

颈阔肌　　　　　　　　　　　　　　　　　　　　　　颈阔肌条索

图 20.1　使用 1 in（2.5 cm）或更长针头的注射器将肉毒杆菌毒素 A 注射在双侧颈阔肌条索处。注射时提拉颈部肌肉以保证注射在肌肉中

操作要点

对部分患者疗效明显，但疗效持续时间短且药物用量大，为达到最佳疗效可与颌下腺注射相结合（见"26 治疗下颌下腺肥大"）。适合手术治疗的患者可同时行面下部和颈部提升术。

补充阅读

[1] Carruthers J, Fagien S, Matarasso SL, et al. Consensus recommendations on the use of botulinum toxin type A in facial aesthetics. Plast Reconstr Surg. 2004; 114(6)Suppl:1S–22S

[2] Matarasso A, Matarasso SL, Brandt FS, et al. Botulinum A exotoxin for the management of platysma bands. Plast Reconstr Surg. 1999; 103(2):645–652, discussion 653–655

[3] Prager W, Bee EK, Havermann I, et al. IncobotulinumtoxinA for the treatment of platysmal bands: a single-arm, prospective proof-of-concept clinical study. Dermatol Surg. 2015; 41 Suppl 1:S88–S92

21
治疗颈横纹

难度 ●●
患者满意度 ●
风险 ●

适应证

休息位时可见的颈部水平纹，随着年龄老化而加深。

重要解剖

这些横纹是由于真皮附着于浅表肌腱膜系统而形成的，出生时即可出现，但随着年龄增长可逐渐增多加深。对该区域进行治疗可改善横纹，但无法完全去除。

注射技巧（图 21.1）

皮内注射，沿着皱纹水平方向间隔 1.0~1.5 cm 注射 1~2 BU，注射后皮肤应有隆起小包，每次治疗用量不超过 15~20 单位。

注意事项

注射过深可能会影响吞咽相关肌肉的活动。

注射后指导

无特殊。不太可能有瘀青。

风险

由于吞咽肌肉是受胆碱能神经支配，这个区域的过度治疗会导致吞咽功能减弱或消失。

操作要点

- 保持皮内注射，切忌注射过深。
- 操作缓慢，首先注射推荐剂量的一半。
- 告知患者该注射治疗仅能获得轻微改善。
- 不宜过度治疗。
- 告知患者有吞咽功能减弱的风险。

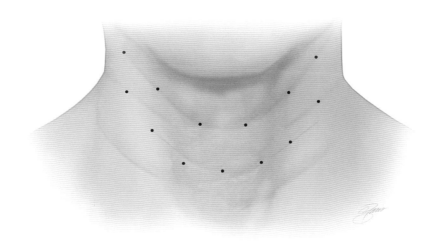

• 真皮内注射

图 21.1　沿皱纹方向间隔 1.0~1.5 cm 浅表注射 BoNTA，软化颈横纹

补充阅读

[1] Carruthers J, Carruthers A. Aesthetic botulinum A toxin in the mid and lower face and neck. Dermatol Surg. 2003; 29(5):468–476

22
治疗领圈纹（Décolleté）

▶

难度 ●●
患者满意度 ●
风险 ●

适应证

乳沟区向上发散的垂直皱纹，尤其是双臂交叉时更加明显。这些皱纹在年轻患者中是轻微的，但在老年患者中会变成很深的皱纹。对于喜欢穿低领衬衫或连衣裙的女性来说，这样的皱纹非常令人困扰。

重要解剖

颈阔肌起点位于胸部，附着于胸大肌筋膜，一般位于第 2 肋间水平。在某些患者中，该起点位置较低，最终形成领圈纹。

胸部皮肤经常受到严重的光损伤，完整的领圈纹治疗还包括皮肤护理和强脉冲光（IPL）联合治疗。

注射技巧（图 22.1）

注射时不疼痛，可以不使用麻醉或仅采用表面麻醉剂。肉毒杆菌毒素注射点呈 V 形分布，从皱纹起始处开始向上延伸至锁骨。注射部位间隔约 2 cm，通常分布 10~12 个注射点。每个注射点注射 3~5 BU 或 7~10 DU，总量为 30~50 BU 或 70~100 DU。注射深度约为 4 mm（如果使用 BD 注射器，这是针头长度的一半），进针方向垂直于皮肤。如果使用较长的针头，必须注意不要进针太深。也可以垂直进针至深部的皮下肌肉层注射肉毒杆菌毒素。

注意事项

这是一种非常安全的操作，但应避免将针头刺入胸部过深。通常会造成轻微的瘀青。

注射后指导

无特殊。

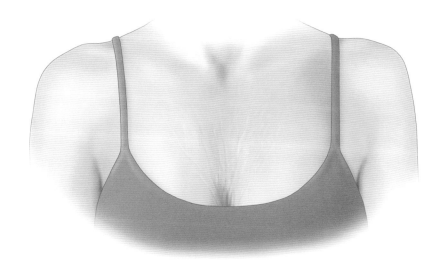

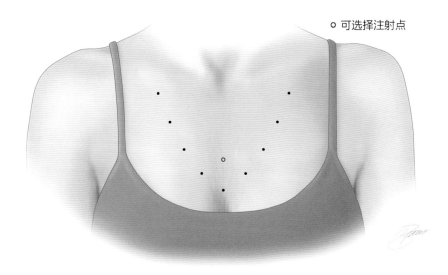

○ 可选择注射点

图 22.1　肉毒杆菌毒素治疗领圈纹的注射方式。空圈表示可选的注射点

风险

选择合适的患者对患者术后满意度很重要。一些老年患者由于侧卧而出现领圈纹（睡眠褶皱），注射肉毒杆菌毒素后这些情况不会改善。

操作要点

- 应选择合适的患者治疗。
- 有时通过治疗颈部的颈阔肌条索也可以带来改善（见"20 治疗颈阔肌条索"）。
- 可以采用填充剂联合治疗（见"65 聚左旋乳酸治疗领圈纹"）。

补充阅读

[1] Ascher B, Talarico S, Cassuto D, et al. International consensus recommendations on the aesthetic usage of botulinum toxin type A (Speywood Unit)—Part Ⅱ: Wrinkles on the middle and lower face, neck and chest. J Eur Acad Dermatol Venereol. 2010; 24(11):1285–1295

[2] Becker-Wegerich PM, Rauch L, Ruzicka T. Botulinum toxin A: successful décolleté rejuvenation. Dermatol Surg. 2002; 28(2):168–171

23
塑造 Nefertiti 样颈部

难度 ●●●
患者满意度 ●
风险 ●●

适应证

古埃及皇后 Nefertiti 被认为是迄今最漂亮的女性之一。著名的 Nefertiti 的半身肖像（1912 年在埃及被发现，具有 3 300 年历史，现展览于柏林）通常会让人们想起她优美的颈部和雕刻样的下巴（图 23.1）。在挑选的患者中使用肉毒杆菌毒素进行的 Nefertiti 样颈部提升的操作能增加下颌轮廓的清晰度。

重要解剖

颈阔肌是颈部降肌，它起始于锁骨和上胸部的筋膜，附着于下颌骨以及颏部和颊部的皮肤。减弱颈阔肌的向下牵拉力，可使面部提升肌群上提面下部松垂的皮肤，使得下颌轮廓更加清晰。

注射技巧（图 23.2）

这一操作的患者选择极其重要，对期望获得更加清晰的下颌轮廓的患者，应牵拉下面部来评价颈阔肌的范围。建议患者先收缩颈阔肌，如果下颌轮廓变得更加不明显，则该患者是这一操作的良好选择。

沿着下颌下缘和最强壮的外侧颈阔肌条索的上部注射肉毒杆菌毒素，注射深入肌肉内，每侧注射剂量 14~20 BU（或 42~60 DU），两侧注射点数量应相同。

注意事项

注射点不应太靠近内侧，否则会影响降下唇肌，导致唇下垂或微笑时不对称。禁止注射到沿鼻唇沟至下颌垂线的内侧区域。

注射后指导

无特殊。

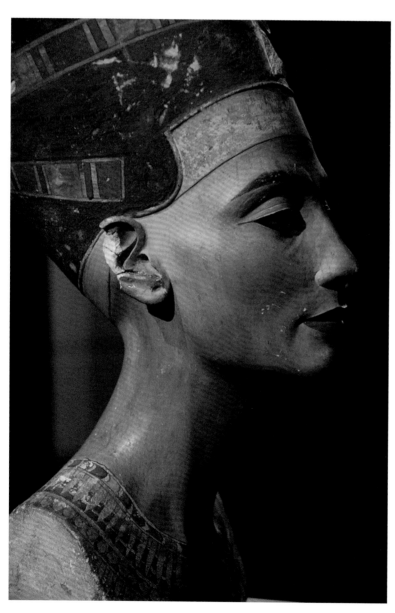

图 23.1 著名的 Nefertiti 皇后半身照片（制作于公元前1345 年的埃及，发掘于 1912年）（经允许引自 Album/Art Resource，NY）

风险

这一区域的过度注射会导致吞咽困难或不正常的微笑。面下部的过度上提会导致下颌骨表面组织的不规则聚集。

操作要点

- 这一技术操作难度很高，应仅限于注射经验丰富的注射者使用。
- 必须严格选择患者和精细操作。
- 缓慢操作并在下颌骨外侧注射以避免并发症。
- 效果可维持 6 个月。

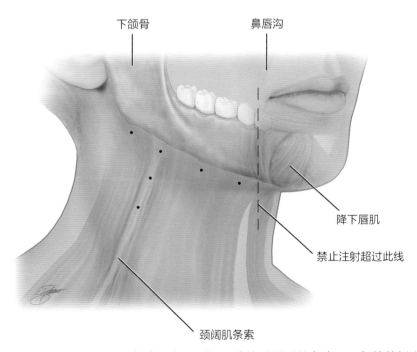

图 23.2 肉毒杆菌毒素注射点应位于下颌缘下方和颈阔肌收缩时最强的条索上。保持外侧注射可避免减弱降下唇肌的力量

补充阅读

[1] Levy PM. The 'Nefertiti lift': a new technique for specific recontouring of the jawline. J Cosmet Laser Ther. 2007; 9(4):249–252

[2] Levy PM. Neurotoxins: current concepts in cosmetic use on the face and neck–jawline contouring/platysma bands/necklace lines. Plast Reconstr Surg. 2015; 136(5)Suppl:80S–83S

24
治疗咬肌肥大

难度 ●●●
患者满意度 ●●
风险 ●●

适应证

方形下巴和宽大的下颌缘被认为是男性的特征，但对于女性来说并不美观，尤其当解剖结构肥大时，会变得更加夸张。夜间磨牙症、焦虑、咬牙癖可导致咬肌增大，增大下颌缘水平宽度。亚洲患者偶尔会注意到肥大的咬肌，会寻求治疗改善这一区域的外观。

重要解剖

咬肌起始于颧弓前部的下缘，止于下颌角，沿下颌骨的水平部（下颌体）和垂直部（下颌升支）分布。

注射技巧（图 24.1）

有两种不同的肌内注射技术：口内注射或经皮肤注射。口内注射时，注射者拇指在颊黏膜的内侧面触摸到下颌角，并嘱患者向下咬（别咬到注射者手指！）。在颊部外侧面触摸到咬肌前缘位于同一只手的拇指和其他手指之间。使用 1 in（2.5 cm）30 G 针头从口腔内沿下颌升支前缘穿刺进入咬肌肌腹内，这时患者可有不同程度的不适感。以后退的方式注射肉毒杆菌毒素。在肌肉内不同切线方向注射 2~4 遍，总量为 20 BU（或 60 DU）。

经皮肤注射时，手指沿下颌骨下缘放置，一根手指沿下颌骨垂直边缘，一根手指放在下颌角内作为参照，当患者咬牙时标记出咬肌边界。使用 1/2 in 或 3/4 in（1.3 cm 或 1.9 cm）或更长的针头在下颌骨表面的边界内注射，每一点注射 4~5 单位，根据咬肌的体积每侧平均注射 20 单位。

注意事项

确保注射点位于后下方的咬肌中心部位，如果注射点太靠前，会弥散到颧大肌或笑肌而影响微笑。

注射后指导

保持加压和轻微按摩可防止瘀青。需要 1 个月的时间才会出现肌肉萎缩。

风险

如操作不当，注射至周围的肌肉可导致吞咽和说话异常。咬肌过量注射不会导致咬合或咀嚼问题，因为另一个强劲的咀嚼肌——颞肌未受影响。过度注射可导致咬肌和腮腺萎缩，并伴有耳前区过度凹陷。治疗不足可再次注射，可通过嘱患者咬牙时触摸咬肌来检查治疗效果。

操作要点

- 减轻肌肉肥大和下颌宽度是一个渐进的过程，需要 6 周的时间才能看到充分效果。
- 如果改善不够，可在 6 周后补充治疗。
- 针对不对称咬肌肥大的患者，可相应调整注射量。
- 疗效可维持 6~12 个月。

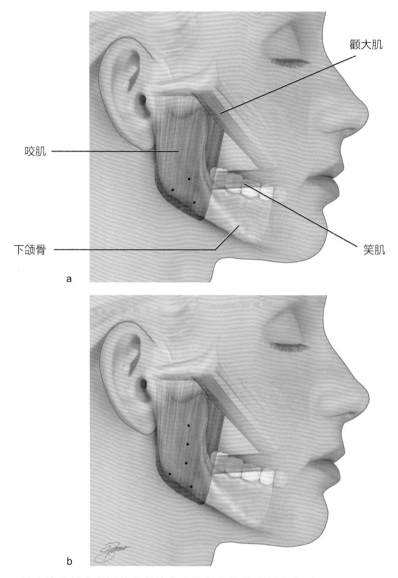

颧大肌

咬肌

下颌骨

笑肌

a

b

图24.1　a、b. 经皮肤注射肉毒杆菌毒素治疗咬肌肥大推荐注射的位置

补充阅读

[1] Choe SW, Cho WI, Lee CK, et al. Effects of botulinum toxin type A on contouring of the lower face. Dermatol Surg. 2005; 31(5):502–507, discussion 507–508

[2] Wu WT. Botox facial slimming/facial sculpting: the role of botulinum toxin-A in the treatment of hypertrophic masseteric muscle and parotid enlargement to narrow the lower facial width. Facial Plast Surg Clin North Am. 2010; 18(1):133–140

[3] Yu CC, Chen PK, Chen YR. Botulinum toxin a for lower facial contouring: a prospective study. Aesthetic Plast Surg. 2007; 31(5):445–451, discussion 452–453

25
治疗腮腺肥大

难度 ●●●●
患者满意度 ●●
风险 ●●●

适应证

腮腺肥大可由多种不同因素引起，在开始使用肉毒杆菌毒素治疗以缩小腺体之前，应排除腮腺肿瘤和其他疾病。年龄老化和口腔干燥状态引起的良性腺体增大是肉毒杆菌毒素注射的良好适应证。HIV 患者会出现腮腺的淋巴内皮样增大，贪食症患者也会出现良性腮腺增大。

重要解剖

腮腺位于耳前，面部浅表肌腱膜系统（SMAS）和颈阔肌的深面，覆盖下颌骨外侧。颈外动脉和面后静脉正好通过腺体的后方。支配面部肌肉运动的面神经五大分支也通过腮腺的中部。

注射技巧（图 25.1）

采用 1 in（2.5 cm）30 G 针头垂直插入腮腺，多次进针，并在针头后退过程中在腺体组织内注射肉毒杆菌毒素，总量为 20~30 BU（60~90 DU）。注射者可明确感受到针头在通过 SMAS、颈阔肌后进入更加致密的腺体内。当针头进入腺体时，患者也会感受到与针头进入腺体前不一样的触电样或麻刺感。必须使用较长的针头（1 in，2.5 cm）才能到达腺体。

注意事项

腮腺上方和通过下颌切迹的注射可导致神经毒素弥散至侧方的翼状肌，该肌肉是辅助开颌和下颌侧方移动。

注射后指导

保持加压和轻微按摩可防止瘀青。需要 1 个月的时间才会出现腺体的消退和萎缩。可以出现 20%~30% 的萎缩，通常持续 6 个月或更长时间。可以反复治疗。如果同时希望缩小下 1/3 面部的宽度以达到美容效果，可同时进行咬肌注射（见 "24 治疗咬肌肥大"）。

风险

如操作不当，注射至周围的肌肉可导致吞咽和说话异常，损伤邻近腺体的大血管可引起血肿和较大面积的瘀青。肉毒杆菌毒素作用在神经肌肉的接头处，所以在这个区域注射不会有面瘫的风险。

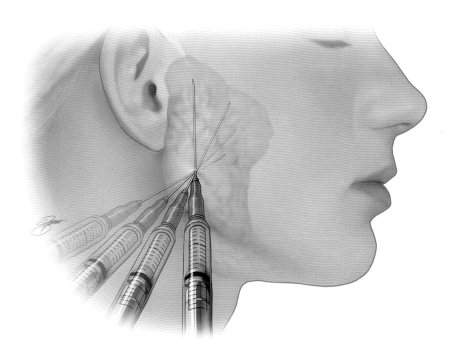

图 25.1　采用扇形方式将肉毒杆菌毒素注入腮腺腺体内以改善腮腺肥大

操作要点

· 将患者头部轻微上抬并转向注射的对侧，拇指和示指抓住并固定腺体，来确保神经毒素注射的正确定位。

补充阅读

[1] Bae GY, Yune YM, Seo K, et al. Botulinum toxin injection for salivary gland enlargement evaluated using computed tomographic volumetry. Dermatol Surg. 2013; 39(9):1404–1407

[2] Wu WT. Botox facial slimming/facial sculpting: the role of botulinum toxin-A in the treatment of hypertrophic masseteric muscle and parotid enlargement to narrow the lower facial width. Facial Plast Surg Clin North Am. 2010; 18(1):133–140

26
治疗下颌下腺肥大

难度 ●●●●
患者满意度 ●●
风险 ●●●

适应证

随着年龄增长，下颌下腺逐渐出现下垂或肥大。颈部提升术、面部提升术以及脂肪抽吸术常常会塑造出优雅的下颌线条，然而下垂的下颌下腺失去遮挡，会在平滑的颈部形成一个明显的团块。可以采用肉毒杆菌毒素治疗良性下颌下腺肥大。

重要解剖

下颌下腺位于下颌骨下方、颈阔肌深面，每侧颈部中线后方 2~3 cm。面动脉从其后方通过，面神经下颌缘支从腺体包膜表面通过，面静脉围绕腺体后方走行。腺体深面是咽部肌群、口底和舌底肌群。

注射技巧（图 26.1）

多次进针，以后退方式将肉毒杆菌毒素（每侧腺体 12~15 BU 或 36~45 DU）注射进入腺体实质内。注射者可感受到针头通过颈阔肌后进入腺体的致密感。当针头进入腺体时，患者也会感受到与针头进入腺体前不一样的触电样或麻刺感。必须使用较长的针头（1.0~1.5 in，2.5~3.8 cm）才能到达腺体。

注意事项

注射至周围结构会导致显著的副作用，包括出血、血肿、血管内注射、吞咽功能障碍和舌部运动异常。必须确保肉毒杆菌毒素注射进入腺体内。

注射后指导

保持加压和轻微按摩可防止瘀青。需要 1 个月的时间才会出现腺体的消退和萎缩。可以出现 30%~60% 的萎缩。

风险

如操作不当，注射至周围的肌肉可导致吞咽和说话异常，甚至呼吸异常。损伤邻近腺体周围的面部血管可引起血肿和较大范围瘀青。

操作要点

· 将患者头部轻微上抬并转向注射的对侧，有助于正确注射肉毒杆菌毒素。注射过程中应固定腺体。

· 注射前回抽注射器以防止注入血管内。

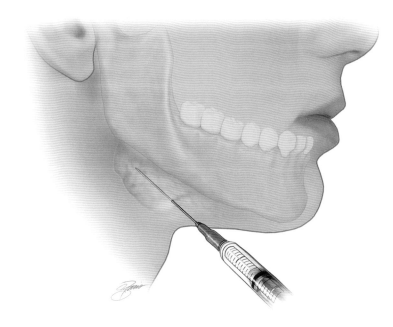

图 26.1 使用长针头将肉毒杆菌毒素注入下颌下腺的腺体内来改善下颌下腺肥大

补充阅读

[1] Bae GY, Yune YM, Seo K, et al. Botulinum toxin injection for salivary gland enlargement evaluated using computed tomographic volumetry. Dermatol Surg. 2013; 39(9):1404–1407

27
治疗味觉性多汗（Frey 综合征）

难度 ●●●●
患者满意度 ●●
风险 ●●

适应证

味觉性出汗通常见于腮腺浅叶切除术后，表现为患者进食过程中脸颊部轻微至重度出汗。

重要解剖

乙酰胆碱是人体进食时释放的一种能刺激唾液腺分泌唾液的神经递质，并可被肉毒杆菌毒素阻断。当腺体被部分切除后（如腮腺浅叶切除术后），乙酰胆碱被释放并扩散到皮肤，刺激汗腺分泌。这些患者脸颊处常有汗液覆盖。

淀粉碘试验可用于首次治疗的患者，以探明这些不可预测的出汗范围。在随后的治疗中，如果注射者已掌握操作部位即可不必重复试验。淀粉碘试验也可以用于补充注射，以确定需再次治疗的出汗部位。

淀粉碘试验应在注射前进行。首先，在腮腺切除侧涂抹碘伏，并静置数分钟晾干。涂抹范围应涵盖下颌骨、耳朵，直达颈部及颞侧发际线。之后用大号化妆刷在相应部分均匀涂满玉米淀粉（可在食品商店买到）。同时让患者含服酸味糖果以刺激唾液分泌。出汗部位即会变黑，并显示大致范围。该区域用手术记号笔标记，在注射前清洗淀粉和碘。

注射技巧（图 27.1）

注射过程中有轻度不适，可采用表面麻醉剂。常用治疗剂量为 30~50 BU 或 100~

150 DU。在真皮内注射，形成小皮丘，注射点间距 1.0~1.5 cm，每点注射 0.05~0.1 mL（或 1~2 个单位）。

注意事项

确保药物注射在真皮内。

注射后指导

无特殊。

操作要点

· 进行点状、浅表的注射。

· 判断是否需进一步补充注射，补充注射应在最大反应时长（至少 2 周）后进行。

· 通常不会出现面部相应肌肉的活动减弱，确保注射在咬肌前缘外侧也可预防该不良反应的发生。

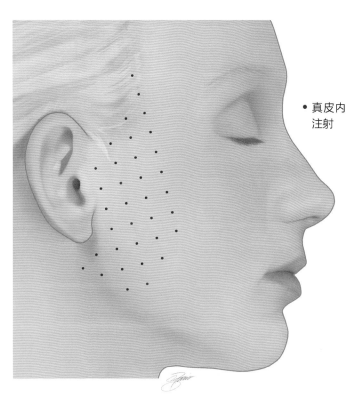

· 真皮内注射

图 27.1 淀粉碘试验可用于显示味觉性出汗区，在汗液分泌最明显的区域采用网点状模式在真皮内注射肉毒杆菌毒素

补充阅读

[1] Arad-Cohen A, Blitzer A. Botulinum toxin treatment for symptomatic Frey's syndrome. Otolaryngol Head Neck Surg. 2000; 122(2):237–240

[2] Guntinas-Lichius O. Management of Frey's syndrome and hypersialorrhea with botulinum toxin. Facial Plast Surg Clin North Am. 2003; 11(4):503–513

[3] Xie S, Wang K, Xu T, et al. Efficacy and safety of botulinum toxin type A for treatment of Frey's syndrome: evidence from 22 published articles. Cancer Med. 2015; 4(11):1639–1650

28
治疗腋下多汗症

▶

难度 ●●
患者满意度 ●●●
风险 ●

适应证

神经毒素治疗腋下多汗有显著的效果，并可持续长达 1 年。

重要解剖

　　神经毒素可以阻止神经肌肉接头处的神经终板释放乙酰胆碱，达到阻止肌肉收缩的作用。乙酰胆碱也是汗腺分泌的神经递质。肉毒杆菌毒素注射在汗腺处可有效治疗腋下多汗，对于抱怨腋下大量出汗的患者是一种极好的治疗方法。注射前需进行淀粉碘试验：首先在腋下涂抹碘伏并静置数分钟晾干，之后用大号化妆刷在腋窝均匀涂满玉米淀粉（可在食品商店买到），出汗部位淀粉会变黑。治疗区域用手术记号笔标记，并且在注射之前清洁淀粉和碘。

　　淀粉碘试验是一个很繁杂的过程，因此并不常用。通常情况下可根据腋毛生长部位来判断出汗部位。几周后，如果尚有部分区域没有得到充分改善可行补充治疗，注射前可考虑行淀粉碘试验。

注射技巧（图 28.1）

　　腋下注射相对无痛，即使不采用表面麻醉剂也可很好耐受。通常选用 100 BU 或 300 DU 的剂量，均匀注射于两侧腋下。在真皮内注射，形成小皮丘，注射点间隔为

1.0~1.5 cm，每点注射 0.05~0.1 mL（1~2 BU 或 3~6 DU）。

注意事项

确保药物注射在真皮内。注射过深会导致手臂肌肉肌力下降，而真皮内的汗腺也没有得到充分治疗。

注射后指导

无特殊。

操作要点

• 呈点状注射在腋毛生长部位。
• 为了能够更精确地判断注射范围或明确需补充治疗的部位，注射者可使用淀粉碘试验（图 28.2 和图 28.3）。
• 在至少 2 周的最大反应时长后方可考虑是否行进一步补充注射。

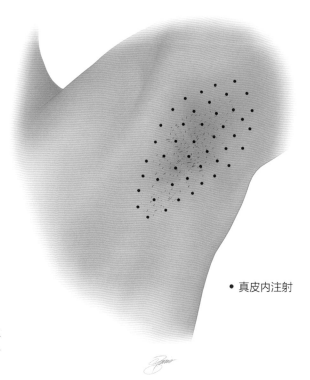

• 真皮内注射

图 28.1　肉毒杆菌毒素点状注射在腋窝真皮内，注射点间隔 1.0~1.5 cm。如事先未行淀粉碘试验，注射范围应为腋毛生长区域

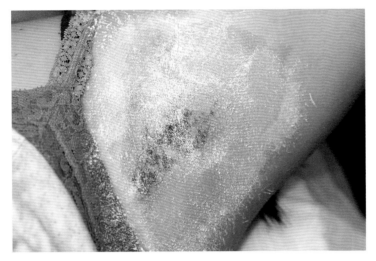

图 28.2　玉米淀粉被轻轻涂抹在已涂好碘伏的部位

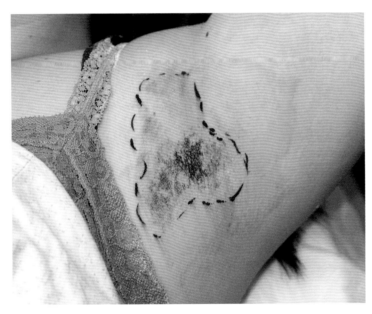

图 28.3　在阴影所示出汗最多的区域予以点状注射

补充阅读

[1] Cohen JL, Solish N. Treatment of hyperhidrosis with botulinum toxin. Facial Plast Surg Clin North Am. 2003; 11(4):493–502

[2] de Almeida AR, Montagner S. Botulinum toxin for axillary hyperhidrosis. Dermatol Clin. 2014; 32(4):495–504

[3] Doft MA, Hardy KL, Ascherman JA. Treatment of hyperhidrosis with botulinum toxin. Aesthet Surg J. 2012; 32(2):238–244

[4] Naver H, Swartling C, Aquilonius S-M. Palmar and axillary hyperhidrosis treated with botulinum toxin: one-year clinical follow-up. Eur J Neurol. 2000; 7(1):55–62

29
治疗头皮和前额多汗

难度 ●●
患者满意度 ●●●
风险 ●

适应证

前额和头皮多汗是一个令很多人烦恼的问题，尤其是绝经后的妇女。

重要解剖

向汗腺内注射神经毒素能减少出汗。必须注射在真皮内以获得最佳效果。患者的头皮和前额多汗区域通常很容易确定，大多沿着发际线和前额。虽然是皮内注射的，但在前额注射时可能会部分扩散到额肌，因此对眉毛下垂的患者必须尤为当心。

注射技巧（图 29.1）

如果在头皮或头发区域进行淀粉碘试验，会造成该区域污浊不堪，因此通常不做淀粉碘试验。

沿发际线和前额，在患者出汗最多区域的真皮内进行注射，注射点间隔 1.0~1.5 cm。每点注射剂量为 0.05~0.1 mL（1~2 BU 或 3~6 DU）。根据需治疗的区域，可能需要 50~100 BU 或 150~300 DU。

类似的注射方法也可以治疗头枕部多汗。

注意事项

必须注射在真皮内。即使正确注射，也可能会有一些扩散至额肌。同样，注射过深不能充分治疗汗腺。

注射后指导

无特殊。

操作要点

- 让患者勾勒出多汗的区域。
- 真皮内注射。
- 治疗眉毛下垂患者时要小心，注射点应更靠近发际线。
- 在至少 2 周的最大反应时长后方可考虑是否行进一步补充注射。

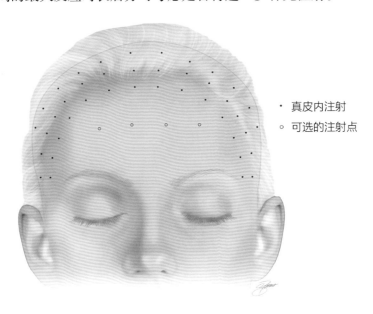

- 真皮内注射
- 可选的注射点

图 29.1　沿着发际线进行真皮内注射。注射部位也可以在前额。患者病史是确定注射部位的关键

补充阅读

[1] Karlqvist M, Rosell K, Rystedt A, et al. Botulinum toxin B in the treatment of craniofacial hyperhidrosis. J Eur Acad Dermatol Venereol. 2014; 28(10):1313–1317

30
治疗手部多汗

难度 ●●●
患者满意度 ●●
风险 ●●

适应证

注射肉毒杆菌毒素可以治疗手部多汗症。

重要解剖

神经毒素可以阻止神经肌肉接头处的神经终板释放乙酰胆碱，达到阻止肌肉收缩的作用。乙酰胆碱也是汗腺分泌的神经递质。肉毒杆菌毒素注射在汗腺处可有效治疗手部多汗。

注射技巧（图 30.1）

手部注射疼痛较剧，通常需要镇静或者全身麻醉。由于手掌皮肤较厚，表面麻醉剂不能充分吸收，尤其是手掌带茧的部位。必要时可将双手置于冰水中麻痹，或选用局部阻滞甚至镇静等方法。

通常选用 100 BU 或 300 DU 的剂量，均匀注射于两侧手掌，在真皮内注射，形成小皮丘，注射点间隔为 1.0~1.5 cm，每点注射 0.05~0.1 mL（1~2 BU 或 3~6 DU）。由于手掌皮肤较厚，常用 30 G 或 26 G 针头注射。

注意事项

确保在真皮内注射。注射过深会导致手部肌肉活动减弱。

注射后指导

无特殊。

操作要点

• 掌跖部注射时针头易钝，需要准备充足的替换针头。

• 注射宜表浅。

• 患者可能会觉得手部最大抓握力有所减弱，通常在术后持续数周。

• 注射后疗效平均可保持 6 个月。

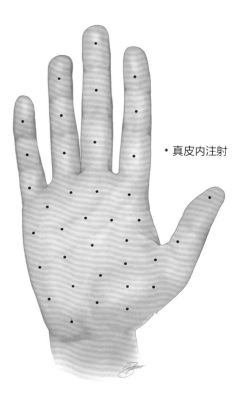

• 真皮内注射

图 30.1　肉毒杆菌毒素呈点状注射在手掌以减少手部汗液分泌

补充阅读

[1] Cohen JL, Solish N. Treatment of hyperhidrosis with botulinum toxin. Facial Plast Surg Clin North Am. 2003; 11(4):493–502

[2] Doft MA, Hardy KL, Ascherman JA. Treatment of hyperhidrosis with botulinum toxin. Aesthet Surg J. 2012; 32(2):238–244

[3] Weinberg T, Solish N, Murray C. Botulinum neurotoxin treatment of palmar and plantar hyperhidrosis. Dermatol Clin. 2014; 32(4):505–515

[4] Yamashita N, Shimizu H, Kawada M, et al. Local injection of botulinum toxin A for palmar hyperhidrosis: usefulness and efficacy in relation to severity. J Dermatol. 2008; 35(6):325–329

31
治疗足部多汗

难度 ●●●
患者满意度 ●●
风险 ●●

适应证

足部多汗。

重要解剖

神经毒素可以阻止神经肌肉接头处的神经终板释放乙酰胆碱，达到阻止肌肉收缩的作用。乙酰胆碱也是汗腺分泌的神经递质。肉毒杆菌毒素注射在汗腺处可有效治疗足部多汗。

注射技巧（图 31.1）

脚掌注射疼痛较剧，通常需要镇静或者全身麻醉。由于足底皮肤较厚，表面麻醉剂不能充分吸收，尤其是脚掌带茧的部位。必要时可予以胫骨后、腓神经局部阻滞麻醉或镇静等方法。

通常选用 100 BU 或 300 DU 的剂量，均匀注射于两脚掌，对于脚掌较大者可适当加量。在真皮内注射，形成小皮丘，注射点间隔为 1.0~1.5 cm，每点注射 0.05~0.1 mL（1~2 BU 或 3~6 DU）。由于足底皮肤较厚，常用 30 G 或 26 G 针头注射。

注意事项

确保在真皮内注射。注射过深会导致足部肌肉活动减弱。

注射后指导

无特殊。

操作要点

- 掌跖部注射时针头易钝，需准备充足的替换针头。
- 注射需表浅。
- 注射后疗效可持续长达 1 年。

补充阅读

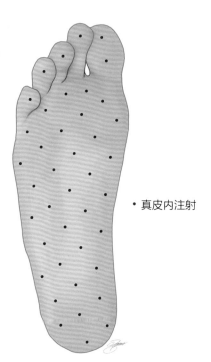

· 真皮内注射

图 31.1　肉毒杆菌毒素呈点状注射在足底部以减少足底汗液分泌

[1] Cohen JL, Solish N. Treatment of hyperhidrosis with botulinum toxin. Facial Plast Surg Clin North Am. 2003; 11(4):493–502

[2] Doft MA, Hardy KL, Ascherman JA. Treatment of hyperhidrosis with botulinum toxin. Aesthet Surg J. 2012; 32(2):238–244

[3] Weinberg T, Solish N, Murray C. Botulinum neurotoxin treatment of palmar and plantar hyperhidrosis. Dermatol Clin. 2014; 32(4):505–515

32
治疗慢性偏头痛

难度 ●●●
患者满意度 ●
风险 ●●

适应证

典型偏头痛的症状包括神经性先兆、畏光、恶心、单侧头部钝痛。肉毒杆菌毒素可显著减少偏头痛的发作频率或严重程度。同时，肉毒杆菌毒素也可用于治疗周期性额部、枕部紧张性头痛。保妥适是目前被美国食品药品监督管理局批准用于治疗慢性偏头痛的唯一肉毒杆菌毒素。

重要解剖

个别患者能找到偏头痛发作的触发点。若可找到，在触发区域进行注射。通常在眉间、前额、眉外侧，以及颞肌和斜方肌上部近枕部这些区域注射可缓解典型或普通型偏头痛及紧张性头痛。

注射技巧（图 32.1）

术中可以使用表面麻醉剂和冰块冷敷，但大多数情况下这些都是没有必要的。注射部位常选择在眉间、前额、眉外侧。除此之外，肉毒杆菌毒素注射颞肌可在疼痛侧进行。

对于后部的头痛，可用指压方法来确定触发点，通常位于颈后靠近斜方肌起点处。选择 1 in（2.5 cm）针头垂直进针，直达骨膜，将肉毒杆菌毒素注射于肌肉处。在触发区注射 5~10 BU（15~30 DU）后轻揉该处肌肉。

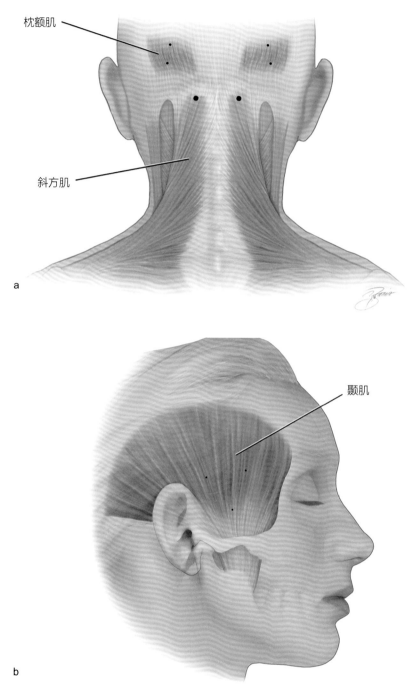

枕额肌

斜方肌

a

颞肌

b

图 32.1　a、b. 肉毒杆菌毒素注射于患者的触发点区域，包括斜方肌、枕额肌、颞肌

注意事项

与其他注射无特殊不同。注意患者头痛症状的鉴别，需明确诊断为偏头痛后方可注射。

注射后指导

无特殊。

风险

无。极少或者不发生瘀青。

操作要点

- 部分患者注射后即刻感觉疼痛缓解，这其中有 25% 为初始安慰剂效应。
- 美国食品药品监督管理局已批准保妥适用于治疗慢性偏头痛，可减少头痛天数。
- 对于治疗有效的患者，疗效可持续 3~6 个月或更久。相反，部分患者则无明显疗效。

补充阅读

[1] Binder WJ, Blitzer A. Treatment of migraine headache with botulinum toxin type A. Facial Plast Surg Clin North Am. 2003; 11(4):465–475

[2] Blumenfeld A, Evans RW. OnabotulinumtoxinA for chronic migraine. Headache. 2012; 52(1):142–148

[3] Escher CM, Paracka L, Dressler D, et al. Botulinum toxin in the management of chronic migraine: clinical evidence and experience. Ther Adv Neurol Disorder. 2017; 10(2):127–135

[4] Mathew NT, Frishberg BM, Gawel M, et al. Botulinum toxin type A (BOTOX) for the prophylactic treatment of chronic daily headache: a randomized, double-blind, placebo-controlled trial. Headache. 2005; 45(4):293–307

33
神经毒素注射并发症的处理

引言

处理神经毒素并发症的关键是预防。准确地评估和规划注射部位将最大限度减少不良后果的出现。由于临床效应持续时间大约为 12 周，因此绝大部分的并发症都是自限性的、轻微的。

头痛

尽管神经毒素可用于治疗偏头痛，但少数患者仍在注射后感觉到头痛。部分从业者认为这是注射时针头"碰撞"到骨膜所引起的。无须特殊处理。

不对称

有时，注射方案的不完备可能会导致神经毒素注射后出现不对称现象。这些不对称可通过补充注射相应肌肉以达到改善。

眉毛下垂

通常发生于已有眉毛下垂患者的前额的过度治疗。关键在于预防，但是治疗眉毛下垂的一种方法是治疗眉下区域（见"9 提升眉尾"和"10 化学提眉"），以克服眼轮匝肌对眉毛的向下拉力。

上睑下垂（图 33.1）

由肉毒杆菌毒素弥散至上睑提肌所致。这种并发症呈自限性，通常持续 2~3 周。需注意明确诊断，评估是眉毛下垂还是眼睑下垂。

上睑下垂的治疗

常采用支持疗法。对于有外观明显差异的患者，使用 α- 肾上腺素能激动剂以刺激 Müller 肌。这类药物包括：

- 那素达 A（萘甲唑啉和苯吡胺）：一种治疗过敏性眼部症状的非处方滴眼液（Alcon Inc.，Fort Worth，Texas）。
- 0.5% Iopidine（阿可乐定）：一种治疗青光眼的处方滴眼液（Alcon Inc.）。

根据效果调整用量。通常每天 2~3 次，每次 1~2 滴。副作用包括视觉模糊、眼干燥症、流泪和眼睑水肿。

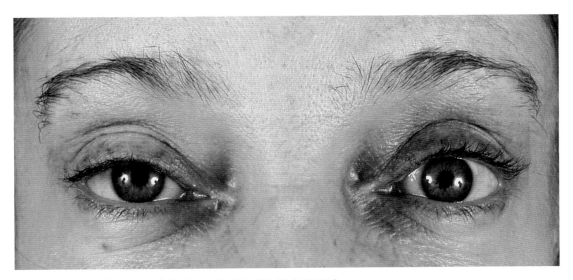

图 33.1　眉间注射肉毒杆菌毒素 A 1 周后出现右眼上睑下垂

补充阅读

[1] Dayan SH. Complications from toxins and fillers in the dermatology clinic: recognition, prevention, and treatment. Facial Plast Surg Clin North Am. 2013; 21(4):663–673

[2] Sundaram H, Signorini M, Liew S, et al. Global Aesthetics Consensus Group. Global aesthetics consensus: botulinum toxin type A–evidence-based review, emerging concepts, and consensus recommendations for aesthetic use, including updates on complications. Plast Reconstr Surg. 2016; 137(3):518e–529e

第四部分

填充剂介绍

34
填充剂概述

　　填充剂注射正逐渐成为最受欢迎的治疗皮肤衰老的微创方法。其中，牛胶原由于时效比较短，而且可能引起过敏反应，其使用受到了一定的限制。2003 年，透明质酸（hyaluronic acid，HA）作为一种新型面部填充剂进入市场。如今，美国食品药品监督管理局（FDA）已批准了多种透明质酸、生物刺激产品（如羟基磷灰石和聚左旋乳酸），以及聚甲基丙烯酸甲酯（一种永久性填充剂）（表 34.1）。尽管 FDA 仅批准了上述填充剂的某些特定用途，但是它们的"超适应证"使用在美国仍相当流行，被广泛用于面部年轻化治疗。

透明质酸

成分
透明质酸是人体结缔组织中常见的多糖。起初，透明质酸产品从动物（如鸡冠）中提取；但现在，新的产品都是生物合成生产的。

注射
　　一些透明质酸产品在生产时，就预先混合了利多卡因。一般使用 27 G 或 30 G 针头注射。也可以使用钝针，但一般多使用注射针来操作。有时需要使用表面麻醉剂或局部神经阻滞麻醉。

使用
　　这类填充剂一般用于改善轻到中度的褶皱和皱纹。面部的任何部位均可使用，包括唇部、鼻部以及口周。

注意事项
这些产品必须注射到真皮深层、皮下组织浅层或骨膜上。如果注射过于表浅，那么透过皮肤就能看见透明质酸的蓝色外观。这是因为其微粒折射出蓝光，物理学上称之为"丁达尔效应"。其中，Belotero 牌透明质酸的微粒大小更加均一，可以注射在更表浅位置，更少产生丁达尔效应。注射透明质酸时，应注意避免栓塞或压迫而导致血管损伤。

羟基磷灰石

成分
羟基磷灰石（calcium hydroxylapatite，CaHA）填充剂是 CaHA 球粒的水凝胶混悬液，是具有生物刺激功能的填充剂。

注射
注射使用 27 G 针头。也可以使用钝针注射，这样可减少血管损伤的可能性。注射前可使用表面麻醉剂或局部神经阻滞麻醉。

使用
此类产品质地较稠厚，适用于改善中度至重度褶皱以及皱纹，应避免应用于眼周及唇周。

注意事项
这类产品应注射在真皮下或者骨膜上。注射时，需注意避免因栓塞或压迫而引起血管损伤。本产品不透光，可在 X 线和 CT 扫描下显示。

聚甲基丙烯酸甲酯

成分
聚甲基丙烯酸甲酯（polymethylmethacrylate，PMMA）填充剂是含有 PMMA 微球（20%）的牛胶原凝胶，是一种永久性填充剂。

属性
这类质地稠厚的凝胶必须冷藏保存。注射前，应事先取出，待其恢复至室温再使用。一般使用 26 G 针头或钝针进行注射。可使用表面麻醉剂或局部神经阻滞麻醉。

使用

由于该产品的永久性，PMMA 应该仅用于改善鼻唇沟、面颊、面中部以及木偶线。首次注射时，填充至 80% 左右的改善效果；4~6 周后进行第二次治疗，完成剩余的 20%。使用该产品时，严禁过度矫正治疗。

注意事项

为排除对牛胶原过敏的可能性，应在注射前 1 个月进行皮肤测试。由于本产品为永久性填充剂，不可使用于眼周及唇周。注射深度应为皮下或骨膜上。注射该产品时，应避免因栓塞或压迫引起的血管损伤。

聚左旋乳酸

成分

聚左旋乳酸（poly-L-lactic acid，PLLA）是一种具有生物刺激性的填充剂，是由冻干的 PLLA 晶体重悬于水而构成的。

注射

PLLA 冻干晶体使用前必须预先重悬于水后才能使用。我们推荐使用 5~8 mL 的注射用水。注射时，再加入 1~2 mL 的利多卡因（1% 或 2%）。避免振荡，以防止瓶内的泡沫堵塞注射针头。为刺激足量的胶原生成，需每隔 4~8 周进行多次注射治疗。患者可能需要 3~5 次反复的治疗才能达到充分改善。每 1~3 年需要注射 1~2 小瓶进行维持治疗。可以使用 25 G 或 26 G 针头或钝针来注射。可使用表面麻醉剂或局部神经阻滞麻醉。

使用

FDA 批准本产品用于面部填充，治疗衰老或 HIV 药物引起的脂肪萎缩，也可用于改善深部皮肤褶皱及皱纹。近期的超适应证使用包括修复颈圈纹（Décolleté）、膨胀纹及橘皮组织。需要注意的是，手背的注射不再被大部分专家所推荐。

注意事项

本产品应注射在皮下或骨膜上。如果注射位置过浅（真皮）或过于集中，则会形成结节或肉芽肿。应告知患者注射后需每天按摩注射部位 5 次，每次按摩 5 分钟，连续 5 天。注射本产品时，需注意避免因栓塞或压迫导致的血管损伤。

表 34.1　目前 FDA 在美国批准的面部填充剂

FDA 批准年份	产品名称	成分
1981	Zyderm®1（希德 1）	牛胶原
1983	Zyderm®2（希德 2）	牛胶原
1985	Zyplast®	牛胶原
2003	CosmoDerm®1 CosmoPlast® Restylane®（瑞蓝）	人胶原 人胶原 HA
2004	Hylaform®（皓丽肤） Hylaform®Plus（皓丽肤） Captique ™ Sculptra®（HIV）（舒颜萃）	HA HA HA PLLA
2005	CosmoDerm®2	人胶原
2006	Juvéderm® Ultra（乔雅登雅致）/Ultra Plus（乔雅登极致） Artefill®（Bellafill）（爱贝芙） Radiesse®（瑞得喜，微晶瓷）	HA PMMA CaHA
2007	Perlane® Elevess ™	HA HA
2008	Prevelle®Silk Evolence®	HA+ 利多卡因 猪胶原
2009	Hydrelle®（曾用名：Elevess ™） Sculptra® Aesthetic	HA PLLA
2010	Juvéderm® XC Ultra，Ultra Plus（乔雅登极致） Restylane®-L（瑞蓝 -L） Perlane®-L（Restylane Lyft）（瑞蓝丽缇）	HA+ 利多卡因 HA+ 利多卡因 HA+ 利多卡因
2011	Belotero Balance（柏丽）	HA
2013	Juvéderm Voluma XC（乔雅登丰颜）	HA+ 利多卡因
2014	Restylane Silk	HA+ 利多卡因
2015	Radiesse Plus	CaHA+ 利多卡因
2016	Juvéderm Volbella XC	HA+ 利多卡因
2017	Restylane Refyne Restylane Defyne Juvéderm Vollure	HA+ 利多卡因 HA+ 利多卡因 HA+ 利多卡因

注：HA，透明质酸；PLLA，聚左旋乳酸；PMMA，聚甲基丙烯酸甲酯；CaHA，羟基磷灰石。

35
麻醉技巧

适应证

面部注射治疗时会有疼痛感，尤其是在某些特定的部位。注射者可摇晃患者唇部、使用麻醉乳膏，或轻拍面颊部以使局部麻痹，但即使使用了上述手段，患者仍会感到疼痛！尽管一些注射产品都预先加入了利多卡因，或者在注射时加入利多卡因，但注射时还是会因为注射针而产生疼痛。而且，利多卡因在注射后数分钟后起效，当注射敏感部位（如唇部），或是注射范围比较广泛时，大部分患者仍需要某些形式的麻醉，包括表面麻醉剂、冰敷或局部神经阻滞。

即使是那些最不愿意接受局部神经阻滞麻醉的患者，最终也会选择麻醉。只要应用适当，麻醉可以大大提高患者在注射过程中的舒适感，而且可以使操作者有更大的自由空间，这样更能满足实际治疗的需要，从而达到更好的整体治疗效果。要更好地实施麻醉，需要掌握一定的解剖知识、操作经验以及操作程序。

重要解剖

由于三叉神经（第5对脑神经）的分支（V1、V2、V3）是支配面部皮肤的感觉神经，所以其相关解剖学知识非常重要（图35.1）。操作者必须知晓并理解减轻疼痛的解剖学原理。尽管有报道微黏膜阻滞对口周部位有辅助麻醉疗效，但目前使用最广泛的麻醉阻滞仍是眶下神经阻滞及颏神经阻滞。

表面麻醉剂

表面麻醉乳膏可用于减少针头刺入时产生的疼痛。较常使用的有 EMLA（可溶解的局部麻醉混合物）或 Ela-Max（AstraZeneca，London，England）。EMLA 含有 2.5%

的利多卡因以及 2.5% 的丙胺卡因。EMLA 是处方药，应在治疗前 1 小时使用，可直接使用或采用封包治疗。如有需要，可采用塑料薄膜封包以增加皮肤的吸收。Ela-Max（4%~5% 的利多卡因）（AstraZeneca）是非处方的镇痛药，有效时间为 30 分钟，可直接使用或采用封包治疗。除此之外，还有医生特别配方的外用麻醉药，比如含有 20% 的苯唑卡因（benzocaine）、6% 的利多卡因（lidocaine）以及 4% 的丁卡因（tetracaine）的 BLT 麻醉霜（Bayview Pharmacy，Baltimore，Maryland）。BLT 在使用后约 20 分钟便可迅速起效。

注射技巧

可在面中部（V2）、面下部（V3）或两者都实行局部或牙槽阻滞麻醉。麻醉时注射深度应达到神经的基底部位即神经穿出骨骼处，麻醉的效果和范围才能达到最佳；而且注射所需利多卡因的量（加或不加用肾上腺素）最少，造成周边软组织变形的程度也最轻。因此，为充分达到目标效果，通常使用 1 in（2.5 cm）以上长度的注射针。首先，在眶下孔的位置横放一指，然后才可在局部直接经皮向眶下孔注射约 0.5 mL 的局部麻醉剂，注射于神经附近的骨膜上而不是开口处。同样，可在患者下颌第一磨牙附近的解剖位置触诊，触及颏孔后，可斜向进针在下颌骨颏孔附近注射。第二种注射方式则是在龈颊沟处的黏膜下层面，以后退式方法注射，注射针方向是由第一前磨牙逐渐后退至后磨牙。

微阻滞麻醉是一系列 0.1 mL 局部麻醉药注射于龈沟的黏膜下层面，每隔约 1 cm 注射一针，用于麻醉唇部和鼻唇沟。微阻滞麻醉持续时间较短，疗效不稳定。但微阻滞可以麻醉到上唇中间的部位，而其他局部麻醉则不能。

供选技巧

可以在口内经过颊沟注射到尖牙窝及颏孔完成牙槽阻滞。这些阻滞不能麻醉到的部位则可以使用表面麻醉剂，通常在人中和口裂外侧。

注意事项

使用肾上腺素时，患者可能出现轻度心动过速，偶尔会出现头晕和晕厥。对于那些特别敏感的患者，应在病史中注明肾上腺素敏感。另外，可直接使用 1% 或 2% 的利多卡因，但麻醉效果可能较差，持续时间较短。

注射后指导

注射后疗效持续时间为 1.5~2 小时。

风险

除使用布比卡因（又称丁哌卡因，注入血管可导致不可逆的心律失常）外，风险极小。利多卡因具有一定毒性，使用过量时，可能会致命。大面积使用表面麻醉剂时，要对患者进行观察。

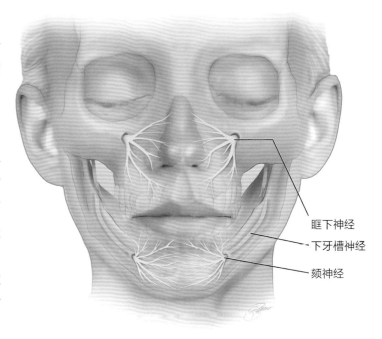

图 35.1 三叉神经的上颌（V2）和下颌（V3）分支分别支配面中部以及面下部的感觉

眶下神经
下牙槽神经
颏神经

操作要点

- 咖啡因、失眠、激素变化、应激都可以影响到麻醉情况。
- 当针头进入黏膜时，轻晃唇部或者把黏膜拉到针头上可以减少最初的麻醉不适感。
- 对于非常敏感的患者，可以在口腔内外用利多卡因麻醉后再注射麻醉阻滞剂。
- 对于不能进行局部麻醉或阻滞麻醉的部位，可通过转移注意力来减轻不适。在治疗部位或邻近部位拍打或震动可以麻痹并下调中枢神经系统感受到的疼痛刺激。

辅助资源

实施局部麻醉时，可寻求口腔科医生的协助，指导局部麻醉及牙槽阻滞麻醉。

补充阅读

[1] Dillane D, Finucane BT. Local anesthetic systemic toxicity. Can J Anaesth. 2010; 57(4):368–380

[2] Niamtu J，Ⅲ. Simple technique for lip and nasolabial fold anesthesia for injectable fillers. Dermatol Surg. 2005; 31(10):1330–1332

36
填充剂注射方法

线形

随着针头沿直线或细线移动注射填充产品。

前进式

于前进时在针头前注射。注射者通常可看见针头前的填充剂。注射唇红缘或泪沟处使用该技术较多。

后退式

针头首先向前深入，但不注射；当针头后撤（后退）时，开始注射，将隧道填满。

点式

少量填充剂堆积注射于目标层面。将透明质酸以网格状的形式点状注射在真皮层，可达到保湿和填充抚平细纹的作用，这项技术被称为"水光针"。

山峰或深层点式

注射器垂直插入皮肤，后退时注入填充剂。填充剂注射于骨膜上，并沿骨膜排列，使组织提升。常用于提升脸颊，可减少肿胀、瘀青和表面不规则的风险。

连续穿刺式

也称"串珠"式注射，沿皱纹或褶皱以线形方式多次密集小点状注射。

扇形

由一个注射点进入后，注射针向多方向扇形注射，使用后退式方法注入填充剂。重要的是：在进针点附近处，必须停止注射，以免在进入点处产生填充剂堆积。另外，在针头换方向产生新隧道前，必须将针头几乎完全撤出。扇形注射隧道多是在重叠部位开始多次插入注射。

交叉式

以"X"形的方式多次线彤插入注射。

网格式

以直角方式交叉线形注射。

羊齿状

针头全部插入后，以后退式方式注射。然后，针头从中间的隧道转向其他各个方向。每次注射少量填充剂，如羊齿状一般。该方法治疗细纹相当有效。

钝针

注射填充剂时，选择锐针还是钝针，主要基于注射者的个人偏好。使用钝针可降低血管损伤的可能性，从而减轻瘀青。但对于钝针的精细操控是注射的关键。我们认为，大量注射填充剂于骨膜上或皮下组织时，使用钝针比较合适；而注射表浅细纹时，使用锐针更能有效控制地注射（图36.1）。

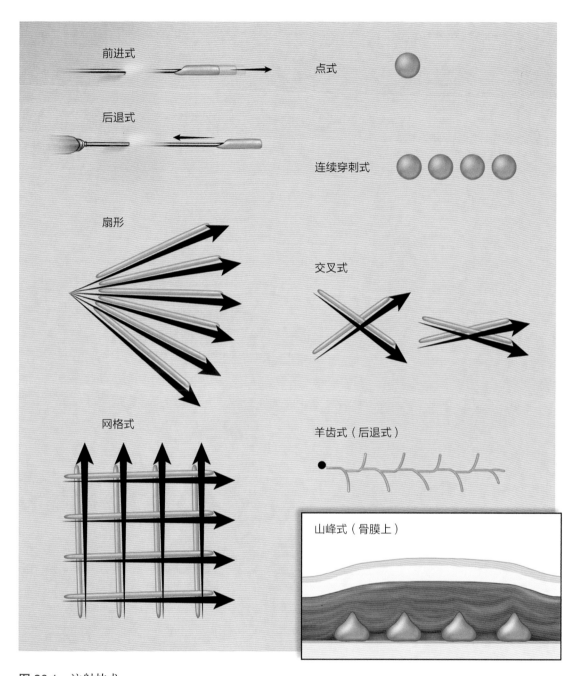

图 36.1 注射技术

37
选择合适的填充剂

初选

不同类型填充剂的联合使用可根据治疗需求灵活应用。不同厂家可供选择的产品越来越多，理解、掌握、存储市场上的所有产品并将其完美应用于每个患者的各个治疗区域是一项令人困惑和昂贵的任务。对于经验丰富的注射者来说，如果患者愿意进行多样化的注射填充，常常出现以下情况：在忙碌的一天中甚至会使用多达 8 种不同的填充剂。然而，对于没有经验的注射者则需要一种完全不同的方法。表 37.1 可以帮助选择合适的软组织填充剂。

凝胶特性

注射者需充分理解 G prime（G′）的基本概念，其类似于硬度或受压后的坚韧性。

表 37.1 软组织填充剂选择

填充剂	作用	避免部位及风险
Restylane-L Juvéderm Ultra/Ultra Plus Vollure Belotero	全能填充材料，中度提升	Juvéderm 避免注射于泪沟
Juvéderm Voluma Restylane Lyft	高提升力，尤其在脸颊	注射长效产品前应彻底清洗皮肤
Volbella Restylane Lyft	嘴唇和细纹，唇部补水	注射后水肿
Refyne Defyne	更具弹性和柔韧性，极少形成可触及的肿块，为口周区域所设计	不具有支撑力
Radiesse	最厚重的填充剂，适合深度皱纹	避免用于唇部和泪沟
Scuplptra	自然丰盈全面部容量	避免用于唇部

具有高 G′ 特点的产品也往往具有更大的提升能力，能明显提升皮肤、改善皱纹，或者塑造唇缘的锐利感。最初的 Restylane-L 和 Restylane Lyft-L 产品比 Juvéderm Ultra XC 和 Ultra Plus XC 的 G′ 更高。

透明质酸凝胶的另一个特点是黏聚性，其决定了凝胶通过注射器进入皮肤后的表现。高黏聚性的产品具有良好的延展性，并且能在拉伸断裂前具有回弹力。临床上描述为皮肤中的光滑度和柔韧性，使之更柔软、更包容。

透明质酸是一种优秀的新型填充材料产品，能提供即时满意的效果和微乎其微的停工时间，风险极小并且可被透明质酸酶溶解，这一特性与胶原刺激填充剂相反。新型的透明质酸颗粒更小，疗效持续时间更久，适用于各种填充治疗。

持续时间

选择填充剂时，需要与患者进行沟通（填充剂的选择是注射者和患者沟通的结果），需要考虑成本和填充剂的期望持续时间。当然，持续时间很大程度取决于注射部位，填充剂的选择则取决于 FDA 批准的适应证和注射者的临床经验。例如 Restylane Silk 注射在口周区域和嘴唇可持续 6 个月，而 Volbella XC 在相同区域可持续 1 年。虽然注射后初期的水肿程度不一，而且也能消退，但是在我们的临床实践中，由于填充剂持续时间不同，治疗所需的费用也不同。

咨询

在就诊期间，患者往往难以适当选择他们想要和需要的产品，这就需要注射者根据他们的判断和经验进行合理选择。注射者需要根据产品的累计使用好评程度（通常是在注射者所在单位）以及产品的长、短效的特点来进行选择。

注射者根据治疗的目的和区域选择是否需要更薄 / 更柔软的产品或更坚实 / 更硬的产品。在治疗前明确告知患者价格以免发生不必要的纠纷。

注射后咨询

由于不同产品的吸水性和膨胀性不同，必须进行不同的注射后指导。在眼睛下方，Juvéderm Ultra 和 Ultra Plus 比其他产品更易肿胀，所以需要更多的冰敷和提升。Voluma 的肿胀比 Restylane Lyft 稍微少些。Juvéderm 最易出现肿胀。Restylane Silk 和 Volbella 在嘴唇更自然和柔软，在部分患者中 Silk 比起 Volbella 更易导致明显肿胀。

对产品的充分认识和准备

　　准备多种不同的填充剂，并了解何时何处正确使用填充剂是影响疗效的最重要的因素。一个多用途的填充剂（可用于深层和表浅部位，具有更长持久性或专用于细纹）对于新手注射者而言是一个良好的辅助，比如 Restylane-L、Restylane Silk、Juvéderm Ultra XC 或 Volbella。或者，可以联合使用 Restylane 和 Sculptra，或 Juvéderm Ultra XC 和 Voluma 作为多效和长效的搭配。随着注射者实践经验和专业知识的增长，更多的产品可联合使用以满足患者的各种需求（图 37.1）。

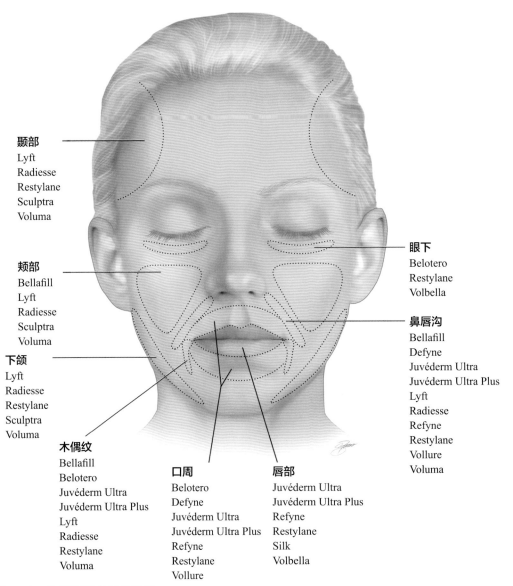

颞部
Lyft
Radiesse
Restylane
Sculptra
Voluma

颊部
Bellafill
Lyft
Radiesse
Sculptra
Voluma

下颌
Lyft
Radiesse
Restylane
Sculptra
Voluma

木偶纹
Bellafill
Belotero
Juvéderm Ultra
Juvéderm Ultra Plus
Lyft
Radiesse
Restylane
Voluma

口周
Belotero
Defyne
Juvéderm Ultra
Juvéderm Ultra Plus
Refyne
Restylane
Vollure

唇部
Juvéderm Ultra
Juvéderm Ultra Plus
Refyne
Restylane
Silk
Volbella

眼下
Belotero
Restylane
Volbella

鼻唇沟
Bellafill
Defyne
Juvéderm Ultra
Juvéderm Ultra Plus
Lyft
Radiesse
Refyne
Restylane
Vollure
Voluma

图 37.1　软组织填充剂的选择

第五部分

填充剂注射技巧

38
治疗鼻唇沟

▶

难度 ●
患者满意度 ●●●
风险 ●●

适应证

鼻唇沟是从鼻翼旁到嘴外侧的凹陷。鼻唇沟可能是面部美容手术中受到关注最多、研究最多、治疗最多的部位。鼻唇沟的出现始于年轻时，随着年龄增长而加剧，整形手术亦不能对鼻唇沟进行有效的治疗。它是大多数皮肤填充剂所标示的产品适应证；鼻唇沟是最易于进行对照研究的部位（与对侧鼻唇沟对比）。另外，由于鼻唇沟的显著性，评估其严重程度的评分标准也早已有之。在进行面部皮肤年轻化治疗时，应牢记并不是所有人都需要完全"消除"面部鼻唇沟，完全平复鼻唇沟或过度填充，会使人看起来不自然。一些鼻唇沟是皮肤上的凹陷皱纹，而另一些则是嘴唇到"苹果颊"的深层褶皱。

重要解剖

面颊部的容量性体积减小、颊部下垂都可以从外侧造成鼻唇沟的褶皱，而上唇或口周的组织减少则导致鼻唇沟内侧部分的塌陷。深层注射鼻翼周围区域可能伤及较近的面动脉分支——内眦动脉，因而比较危险。

注射技巧（图 38.1）

注射这一部位时可使用下列方式：交叉式、扇形、线形和连续穿刺式。一般来说，注射时可有多种深度，治疗褶皱时较深，而治疗皱纹时则较浅。此部位注射后需按摩以减少肿块的产生。注射时，应尽量垂直于鼻唇沟内侧，尽量不交叉或接近鼻唇沟边缘，以免扩大鼻唇沟外侧。最好是以扇形或线形来注射，在鼻唇沟上以一个长而窄的三角形切面方式来注射，而不是以圆块状或"肥肠"状平行注射于鼻唇沟或其下方。

供选技巧

注射时可如上所述，先将填充剂垂直注射入鼻唇沟深层，形成支架。然后，较浅表地注射第二层填充剂，平行于鼻唇沟，稍偏内侧。注射鼻翼连接处时，可使用扇形注射，注意避免注入内眦动脉。

注意事项

治疗较深褶皱时，在鼻翼处靠近梨状孔深层注射，直达骨面，可有效提升鼻唇沟。但是，必须掌握好解剖位置，注射前注意回抽或使用钝针注射以避免注射入血管。浅表注射，尤其是平行于鼻唇沟时，会增加产生丁达尔现象的危险性。

注射后指导

冰敷和按压有助于防止瘀青。注射透明质酸后第一周，会有所肿胀，皮肤触之比较坚实，之后逐渐变得自然。另外，注射羟基磷灰石（CaHA）后，触感也会变得较硬，可随时间推移而软化。

风险

除瘀青及注射过浅（真皮）时会引起丁达尔现象之外，其他风险极小。

操作要点

• 过度矫正鼻唇沟会使鼻唇沟太过于平整，看起来不自然。
• 许多产品已被批准用于鼻唇沟的注射治疗，如透明质酸、CaHA 和聚甲基丙烯酸甲酯（PMMA）。这几种产品的注射方法相类似，但 CaHA 及 PMMA 应注射深达皮下组织浅层，避免注射过浅。
• PMMA 是一种永久性填充剂，所以一般初始治疗时注意剂量宜少，6 周后进行补充注射。

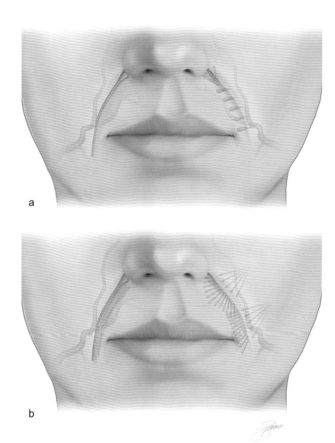

图 38.1　所示为常用鼻唇沟注射治疗方法，注射者可联合使用这些方法以达到最优效果。a. 可将填充剂注射入鼻唇沟的深部或以支架方式水平注射。鼻翼处的凹陷更适合用扇形注射。b. 部分患者可能需要在鼻唇沟内侧注射更多的填充剂

补充阅读

[1] Bass LS, Smith S, Busso M, et al. Calcium hydroxylapatite (Radiesse) for treatment of nasolabial folds: long-term safety and efficacy results. Aesthet Surg J. 2010; 30(2):235–238

[2] Fedok FG. Advances in minimally invasive facial rejuvenation. Curr Opin Otolaryngol Head Neck Surg. 2008; 16(4):359–368

[3] Lee JC, Lorenc ZP. Synthetic Fillers for Facial Rejuvenation. Clin Plast Surg. 2016; 43(3):497–503

[4] Lupo MP, Smith SR, Thomas JA, et al. Effectiveness of Juvéderm Ultra Plus dermal filler in the treatment of severe nasolabial folds. Plast Reconstr Surg. 2008; 121(1):289–297

[5] Narins RS, Dayan SH, Brandt FS, et al. Persistence and improvement of nasolabial fold correction with nonanimal-stabilized hyaluronic acid 100,000 gel particles/mL filler on two retreatment schedules: results up to 18 months on two retreatment schedules. Dermatol Surg. 2008; 34 Suppl 1:S2–S8, discussion S8

39
聚甲基丙烯酸甲酯的填充注射

难度 ●●●●
患者满意度 ●●
风险 ●●●

适应证

聚甲基丙烯酸甲酯（PMMA）作为一种永久性填充剂，可用于改善鼻唇沟。此类填充剂多用于那些曾用过可吸收填充剂，希望永久保持效果的患者。该类填充剂同样适合不愿接受多次注射的男性患者。

重要解剖

由于其永久性，作者更倾向于使用在鼻唇沟、颊部和木偶线，不可使用在唇部。

注射技巧（图 39.1）

必须注射于皮下。由于产品平时储藏于冰箱中，故注射前应预先拿出，待其升至室温后使用。一般采用后退式、交叉式或点式注射。

注意事项

该产品由 PMMA 微球混悬于牛胶原基质中而成。所以，注射前需进行皮试以确定患者是否对牛胶原过敏。由于永久性填充剂具有长期后遗症的风险，以及可能无法适应面部老化的改变，因此部分注射者避免使用永久填充物。

注射后指导

需冰敷。

风险

使用此类产品时，不可过度矫正。首次治疗时，改善 80% 即可。其余的 20% 可在 4~6 周后，进行第二次治疗。在唇部或眼周注射该产品时可能会产生结节。由于其微球颗粒直径较大，需注意避免注入血管而引起血管栓塞。

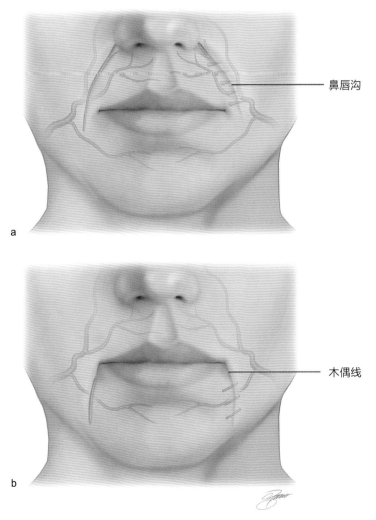

鼻唇沟

木偶线

图 39.1 a. PMMA 应注射在皮下组织中以填充鼻唇沟。如图所示，注射应沿着鼻唇沟进行，或可联合应用多种注射方式以优化疗效。b. 木偶线也可采用类似治疗方法，使用图示方法或联合治疗

操作要点

· 在首次注射填充剂的患者中，须慎用 PMMA。它可能更适合曾使用过可吸收或半永久性填充剂的患者。

· 因其牛胶原的基质会在 4 周内吸收，故第二次注射治疗可在 4 周后进行。

· 应告知患者，由于人体会产生胶原来包绕 PMMA 微球，所以疗效会随时间推移而增强，其 5 年后的疗效可能比 1 年后的疗效更好。

补充阅读

[1] Cohen SR, Berner CF, Busso M, et al. Five-year safety and efficacy of a novel polymethylmethacrylate aesthetic soft tissue filler for the correction of nasolabial folds. Dermatol Surg. 2007; 33 Suppl 2:S222–S230

[2] Hilinski JM, Cohen SR. Soft tissue augmentation with ArteFill. Facial Plast Surg. 2009; 25(2):114–119

[3] Lemperle G, Knapp TR, Sadick NS, et al. ArteFill permanent injectable for soft tissue augmentation: Ⅰ. Mechanism of action and injection techniques. Aesthetic Plast Surg. 2010; 34(3):264–272

40
细纹填充剂和水光针

难度 ●●●●
患者满意度 ●●●
风险 ●●

适应证

女性患者经常抱怨口周、脸颊垂直部位或眼睛周围存在细小的皱纹（简称细纹）。临床医生常常害怕这种抱怨，因为他们认为这类患者比较挑剔，并预见到对其治疗难度较大。与褶皱或凹陷不同，细纹的治疗通常需要不同的注射技术，并且需要花费更多的时间来治疗。

重要解剖

细纹是皮肤变薄的征象，通常由于年龄增长与光老化有关。遗传因素，包括较低的Fitzpatrick 皮肤类型，都易产生面部细纹。这些细纹可能在年轻患者中出现，随着时间的推移逐渐加深增多。将透明质酸填充剂注射到真皮下或真皮深层通常会导致组织膨起或成脊，而不会消除细纹。由于细纹较为浅表，其表面皮肤较薄，因此处理这些细纹需要特别的技巧。

注射技巧（图 40.1）

填充剂和注射技术的选择对细纹的治疗效果影响重大。选择较低浓度的透明质酸填充物和较低硬度的填充物可以降低注射后皮肤表面形成条索的风险。可选择的产品有Restylane Silk、Volbella、Vollure 和 Belotero。对于粗糙或较厚皮肤中的细纹或褶皱，硬度更高的填充物，例如 Restylane-L，效果更好。由于真皮的拉伸很痛，因此注射过程通常艰难缓慢并且经常引起患者某种程度的不适。在由于皮肤变薄而引起细纹的区域，使用较细的针头，例如 30 G 或更细的针头，更适合对细纹进行平行或垂直方向的注射，可以使该处皮肤增强和变厚。这种进行交叉网格注射加强皮肤的方法，或使用点式注射法在皮内进行微滴注射的技术被称为"水光针"。在面颊上进行多条细纹的注射是一个缓慢而精细的过程，从成本－效益的角度来看，可以考虑为此注射过程额外收费。

用填充剂处理鱼尾纹或眉间放射纹时，采用三针法注射能够获得良好效果。每一针都足够表浅，在皮肤表面可以看到针的移动并能感觉到真皮的阻力。第一针注射在细纹的正下方，随后在细纹两侧平行各注射一针。这种技术也适用于单个长的面颊部皱纹，可以防止形成隆起条索。

另外一个可以消除细纹的方法是，在线形注射后将针头置于表皮中缓慢注射以使产品扩散到组织中，然后以非常表浅的点式注射法处理该细纹。这种方法使用 Belotero 和 Refyne 效果很好。

注意事项

使用透明质酸填充皮肤浅层可能涉及以下几种风险：①在浅层注射过量导致条索状隆起；②丁达尔现象；③注射过深，不能达到预期效果。

注射后指导

多处注射后易产生瘀青，治疗后需按压及冰敷。

风险

由于注射非常浅，注入血管的风险非常低。建议采用后退式方法注射，以进一步减少并发症。

操作要点

• 水光针可用于治疗面部的许多区域，甚至颈部和胸部皮肤，以治疗和预防细纹。
• 能够定量注射 0.01 mL 的点击式定量注射器可用于水光针治疗。

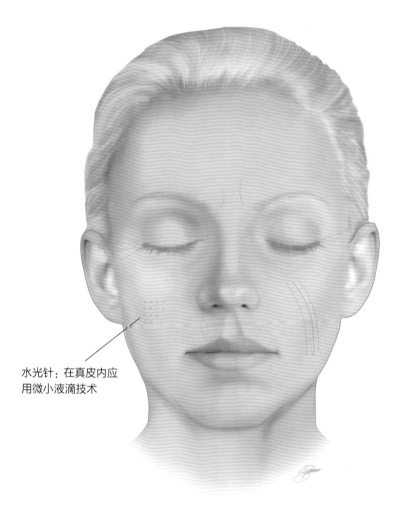

水光针：在真皮内应
用微小液滴技术

图 40.1　在皮肤浅层注入低硬度的填充剂来治疗细纹。在注射时拉伸皮肤有助于保持填充表面的平整

补充阅读

[1]　Bertucci V, Lynde CB. Current concepts in the use of small-particle hyaluronic acid. Plast Reconstr Surg. 2015; 136(5) Suppl:132S–138S

[2]　Streker M, Reuther T, Krueger N, et al. Stabilized hyaluronic acid-based gel of non-animal origin for skin rejuvenation: face, hand, and décolletage. J Drugs Dermatol. 2013; 12(9):990–994

41
治疗木偶线

难度 ●
患者满意度 ●●
风险 ●

适应证

木偶线，即口唇两角垂直到下颚的凹陷，也称为口水线或颊唇沟。这些褶皱是面部衰老的显著标志，多由下颌前区的组织减少而造成。这些褶皱使面部更显衰老、倦怠。

重要解剖

经常运动颊唇沟下方的降口角肌，会加深颊唇沟。另外，下颌前区及颏部的软组织体积减小也会加深木偶线。

注射技巧（图 41.1）

注射时，应采用垂直角度注射至褶皱内侧，防止加重褶皱的外侧。可用拇指和示指推挤木偶线的两侧，这样可以更明显地显示褶皱及其范围。这一方法也可用于治疗木偶线周围的皱纹及皮肤其他薄弱凹陷的部位。确定上述部位后，即可开始治疗，填充时应注射在凹陷处，避免在凸起处注射。

注意事项

若这一部位治疗不足，患者会觉得没有明显差异，而对疗效不满意。注射木偶线时，一般每条木偶线需要注射 1 mL 左右的填充剂（不包括下颌前区及下颌边缘的治疗量），填充剂应融合至颏部并下伸至下颌，才能获得较好的疗效。

注射后指导

冰敷及按压有助于防止瘀青。透明质酸填充剂注射后一周会有所肿胀，皮肤触之比较坚实，之后逐渐变得自然。注射后按摩治疗区域能够减少团块形成。

风险

注射过浅时，会注射入真皮层，造成瘀青以及丁达尔现象。除此之外，鲜有其他风险。

操作要点

· 除非注射前看不到木偶线，一般在治疗这一部位时，不会产生过度治疗的现象。

· 瘀青较常见。

· 由于这一部位与口角相连接，所以填充口角也能辅助改善这一褶皱。

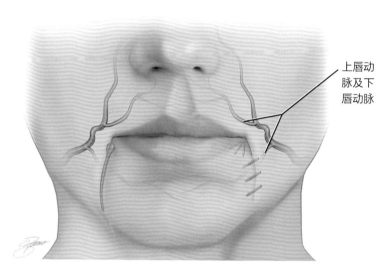

上唇动脉及下唇动脉

图 41.1　治疗这一部位时，联合使用各注射方式很重要，比如直接注射入褶皱内、水平填充褶皱以及扇形注射口裂。联合治疗可获得理想的临床效果

补充阅读

[1] Jansen DA, Graivier MH. Evaluation of a calcium hydroxylapatite-based implant (Radiesse) for facial soft-tissue augmentation. Plast Reconstr Surg. 2006; 118(3) Suppl:22S–30S, discussion 31S–33S

[2] Wise JB, Greco T. Injectable treatments for the aging face. Facial Plast Surg. 2006; 22(2):140–146

42
丰唇

▶

难度 ●
患者满意度 ●●
风险 ●●

适应证

唇部修复或增大是填充剂治疗较受欢迎的适应证之一。然而，此类注射技术若操作不当可能使患者感到恐惧或造成不自然、过度的治疗结果。

重要解剖

在对唇部填充时，必须考虑唇部的体积、外形。通过对唇红缘的填充可以对唇部塑形，使唇部更加明显。唇红缘有一个潜在的间隙，注射时精确进入该间隙，可以使注射产品沿着唇缘分布。

对唇体（唇部粉红色部位）体积的增加主要用于修复或增大唇形，也用于改善唇部对称性。上唇和下唇的理想比例是 1:1.6。达到这一比例，唇部外观更加自然。

常常被人忽略的是人中嵴，它随着年龄增长而逐渐变平。对人中注射少量填充剂可以使人中变得明显，"丘比特之弓"更加显著，并可以使上唇轻微外翻。

注射技巧（图 42.1）

丰唇只能采用透明质酸类产品。对唇部进行填充剂注射时会产生明显的疼痛。在注射前可以采用口腔阻滞麻醉或表面麻醉。部分注射医生认为在注射含有利多卡因的填充剂时不需要进行麻醉。一名有经验的注射医生会采用较慢的注射速度，并且在已经注射过的区域（已被麻醉）进针。注射层面主要位于浅层皮下组织。在注射后可以进行按摩，以使填充剂分布均匀。

　　唇红缘的注射顺序是由外向内。在注射时应使用手指不断进行触摸，确定填充剂在唇红缘中的位置，并检查是否有未注射的部位。注射方式可以采用前进式，使填充剂沿着唇红缘平面分布，也可以采用后退方式注射。

　　在唇体需要增大的部位注射填充剂可以改善唇体外观。应注意的是，唇体不是一个单独的长条形的单位，而是由多个较小的亚单位构成，在填充时应注意选择合适部位。注射时还应该考虑美学效果，对唇部注射过量填充剂会导致唇部肿大，影响美观。绝对不要像"填香肠"那样填充唇部！

　　对人中嵴注射少量填充剂即可使其再度显著。在注射后，对人中嵴进行挤压塑形可以使外形更加明显。

注意事项

一般而言，唇部注射每次不能超过 2 mL。应避免对上唇的过度注射，尤其是唇部较小的患者。为防止对较小唇部的过度注射，可以考虑辅助使用肉毒杆菌毒素 A（BoNTA），使唇部外翻以及提升（见"16 唇部提升"）。

注射后指导

可冰敷。注射后可能出现瘀青和水肿，告知患者水肿将在数天内消退。

风险

唇部注射可能引起单纯疱疹病毒复发。任何有单纯性疱疹病史的患者在唇部注射后都应该接受短程的抗病毒治疗。

操作要点

・在对唇部进行注射时要考虑到对口角的治疗（见"15 提升口角"）。

・由于牙槽阻滞麻醉本身可能引起不对称，因此在进行麻醉之前应拍摄照片，否则一旦注射结束，就可能存在持久的不对称。应在局部麻醉效果以及水肿、瘀青消失后，再进行最终的效果评价。

・乔雅登（Juvéderm）具有吸水性及糖浆样黏稠度，因此更适合用于唇体部的注射

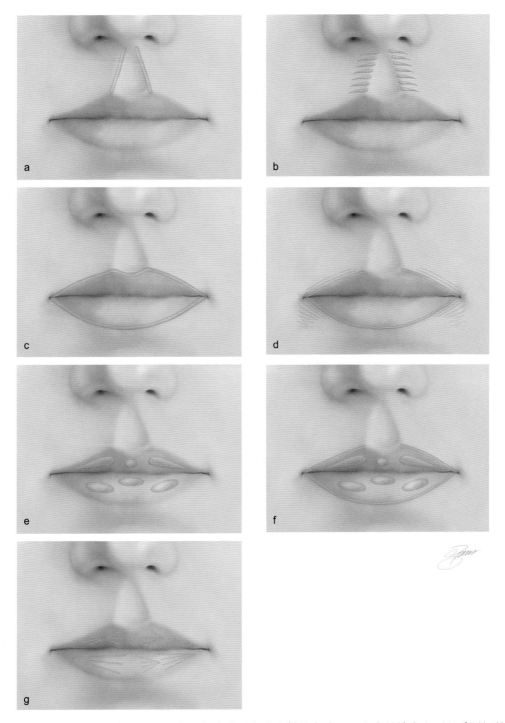

图 42.1　丰唇。a. 人中的填充可以沿着人中嵴采用线形注射的方式。b. 人中的填充也可以采用短的水平注射方式，由内而外后退注射。c. 通过对唇红缘的填充可以使唇部更加明显，注射方式可以采用后退式或前进式，由外向内注射。d. 在填充后，可能需要在唇红缘外周注射少量填充剂，以减少唇外缘的阴影。e. 直接在唇体的凹陷部位进行填充可以使唇部的丰满。f. 为了达到理想的效果，可能需要联合应用以上技术。g. 瑞蓝 Silk 或乔雅登 Volbella 常采用扇形注射技术使唇体更加光滑

填充。

- 瑞蓝（Restylane）可用于改善上唇较深的皱纹或唇红缘的填充。
- 根据作者经验，乔雅登 Volbella 和瑞蓝 Refyne 注射后水肿程度较轻。
- 瑞蓝 Silk 和乔雅登 Volbella 都非常柔软，可用于真皮浅层，但对于去除较深的口周皱纹效果并不好。

补充阅读

[1] Bass LS. Injectable filler techniques for facial rejuvenation, volumization, and augmentation. Facial Plast Surg Clin North Am. 2015; 23(4):479–488

[2] Jacono AA. A new classification of lip zones to customize injectable lip augmentation. Arch Facial Plast Surg. 2008; 10(1):25–29

[3] Sarnoff DS, Saini R, Gotkin RH. Comparison of filling agents for lip augmentation. Aesthet Surg J. 2008; 28(5):556–563

[4] Sclafani AP. Soft tissue fillers for management of the aging perioral complex. Facial Plast Surg. 2005; 21(1):74–78

43
提升口角

难度 ●●
患者满意度 ●●
风险 ●●

适应证

随着年龄增长，口角会逐渐下垂，这一变化通常具有遗传倾向。对口角的填充可以显著改善"悲伤"或"愤怒"的外观，使"笑容"重回脸上。

重要解剖

在儿童时期，口角的弧度上翘，略带微笑。在十几岁到二十几岁时，口角逐渐变得平直。随着皮肤、软组织、面下部的体积减小及颏部的发育，口角逐渐下垂，这样就导致形成悲伤、疲惫、严厉的面部外观。

注射技巧（图 43.1）

这一区域最常采用的注射产品是透明质酸类产品。注射技术包括在口角处采用 X 形注射，在口角下方通过填充剂点式注射也可以使口角上抬，偶尔也可将填充剂垂直于口角注射。对弯曲向下的嘴唇进行填充所采用的注射量，应该在注射后即刻产生略微过度矫正的效果，使口角轻微上翘，从而在注射水肿消退后能够获得良好的最终效果。由于这一区域具有高度活动性，在对该区域进行填充时必须使用足够的量，否则填充效果的持续时间会缩短。

注意事项

应告知患者在治疗后初期可能会出现暂时的过度矫正的现象，提醒患者不必为暂时、轻微的"小丑样"微笑感到担忧，这些现象在水肿消退后会自行消失。

注射后指导

冰敷和压迫有助于防止瘀青。口角处的瘀青、坚实感并不少见。注射后可能在口腔内触摸到肿物，因此注射后也需要轻柔的按摩。

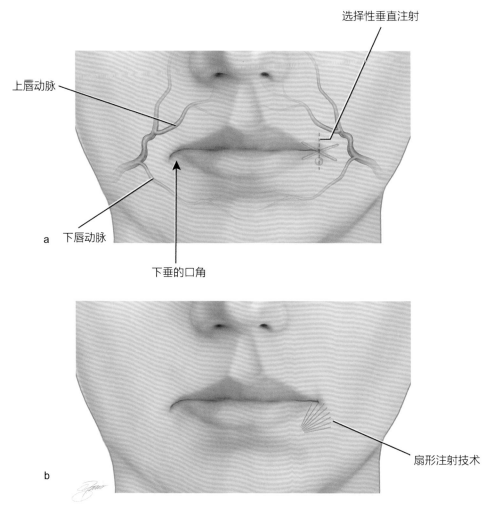

图 43.1　a. 如图采用 X 形注射方法可以提升口角；也可采用选择性垂直注射方法；点式注射填充剂也可以支撑口角。b. 单独或与上述方法联合采用扇形注射方法

风险

若注射过于表浅（位于真皮层），可能出现瘀青和丁达尔现象。其他风险发生率极低。

操作要点

· 降口角肌的运动可以使口角下降。因此在使用填充剂仍不能使口角达到理想的上提效果时，可以对降口角肌使用肉毒杆菌素 A 型（BoNTA）（见"15 提升口角"）。
· 该部位适合选用质地较硬的透明质酸产品。常用产品包括瑞蓝，瑞蓝 Lyft，乔雅登 Ultra 或 Ultra Plus、Voluma，瑞蓝 Refyne，瑞蓝 Defyne 以及 Vollure。质地较薄的产品，例如 Volbella、瑞蓝 Silk 以及 Belotero，可用于填充表面的细纹，但对口角缺乏足够的支持力。

补充阅读

[1] Carruthers A, Carruthers J, Monheit GD, et al. Multicenter, randomized, parallel-group study of the safety and effectiveness of onabotulinumtoxinA and hyaluronic acid dermal fillers (24-mg/mL smooth, cohesive gel) alone and in combination for lower facial rejuvenation. Dermatol Surg. 2010; 36 Suppl 4:2121–2134

[2] Graivier MH, Bass LS, Busso M, et al. Calcium hydroxylapatite (Radiesse) for correction of the mid- and lower face: consensus recommendations. Plast Reconstr Surg. 2007; 120(6) Suppl:55S–66S

[3] Perkins SW. The corner of the mouth lift and management of the oral commissure grooves. Facial Plast Surg Clin North Am. 2007; 15(4):471–476, vii

44
治疗垂直唇纹

难度 ●●●
患者满意度 ●●
风险 ●●

适应证

口周皱纹由唇部向周围放射状分布，其产生原因是说话或抽烟时反复的噘嘴动作。女性的唇膏可能造成唇纹着色。在不吸烟者中，唇纹主要发生在说话时喜欢噘嘴的人群中。

重要解剖

口轮匝肌是围绕在口周的括约肌。口轮匝肌反复收缩可导致口周皱纹的形成。

注射技巧（图 44.1）

对这一区域进行填充剂注射具有相当难度，因为在该区域注射后，填充剂可能在皮下形成可见的嵴状隆起。该区域只能选用低浓度的透明质酸填充剂进行少量注射。瑞蓝 Silk 和 Volbella 可用于治疗此类细纹。注射时首先对唇红缘进行填充，然后对唇部的皮肤进行注射。注射技术可以联合采用线形或交叉式注射。对唇部的注射会引起明显疼痛，因此在注射前可以对患者进行表面麻醉或牙槽阻滞麻醉。

注意事项

对于既往有单纯疱疹病史的患者，应考虑给予抗病毒药物治疗。

注射后指导

注射后需要冰敷。

风险

风险包括注射后造成不对称、唇纹消除不彻底、水肿以及瘀青。部分患者采用瑞蓝 Silk 注射后可能出现显著的唇部肿胀，持续 2~3 天。应告知患者无论是填充剂还是肉毒杆菌毒素都不可能完全消除唇纹。注射过量可能导致崤状突起或上唇猿人样增厚。

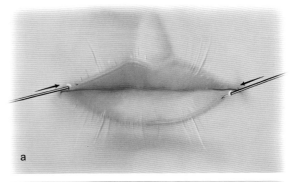

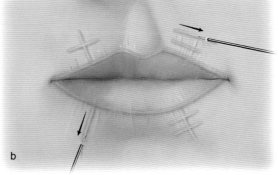

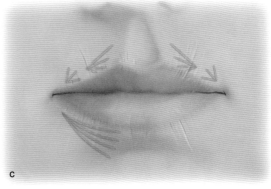

图 44.1　a. 首先对唇红缘进行填充。可以采用后退或前进方式，由外而内进行注射。b. 唇红缘填充完毕后，再对唇纹进行垂直或交叉注射，注射后进行按摩以减少团块形成。为获得理想的临床效果，可以联合使用上述技术。c. 采用较薄的填充剂例如 Volbella、Refyne 或瑞蓝 Silk，应该采用扇形注射方式

操作要点

- 应避免在该区域过度注射。
- 注射后进行按摩有助于减少团块形成。
- 对该区域同时使用肉毒素治疗可以增加疗效（见"17 治疗口周放射纹"）。
- 填充剂的正确选择取决于皮肤厚度和皱纹深度。对于较深的上唇皱纹，虽然瑞蓝 Refyne 和 Vollure 在此部位也有较好的效果，但建议选择瑞蓝。
- 许多治疗方式对口周皱纹的效果都不理想。对于这种顽固的皱纹可以考虑联合使用激光磨削、化学剥脱、皮肤磨削以及其他治疗方法。瑞蓝 Silk、Belotero 和 Volbella 也是非常柔软并可注射于真皮上层，但改善较深皱纹的效果并不好。

补充阅读

[1] Ali MJ, Ende K, Maas CS. Perioral rejuvenation and lip augmentation. Facial Plast Surg Clin North Am. 2007; 15(4):491–500, vii

[2] Barton FE , Jr, Carruthers J, Coleman S, et al. The role of toxins and fillers in perioral rejuvenation. Aesthet Surg J. 2007; 27(6):632–640

[3] Bertucci V, Lynde CB. Current concepts in the use of smallparticle hyaluronic acid. Plast Reconstr Surg. 2015; 136(5)Suppl:132S–138S

45
治疗眉间纹

难度 ●●●
患者满意度 ●●
风险 ●●●

适应证

神经毒素常被用于治疗垂直分布的眉间纹。填充剂可与神经毒素联合治疗眉间纹，或单独用于对神经毒素注射恐惧的患者。鼻背部位的横纹可以用同样的方法进行治疗。

重要解剖

眉间垂直的皱纹是由于皱眉肌的收缩而产生的，而水平的皱纹是由于位于正中的降眉间肌收缩而产生的。

眶上血管和滑车上血管的分支分布于眉间部位。滑车上动脉是眼动脉的末梢分支。

注射技巧（图 45.1）

可以使用表面麻醉剂。事实上，该区域如果不采用麻醉，注射时的疼痛通常是可以忍受的。在对患者注射前，可以先让患者做皱眉动作。用 30 G 针头采用后退方式，将填充剂平行注射在皱纹深部。主要注射在真皮浅层至中层，注射后进行按摩防止团块形成。透明质酸应缓慢少量注射，并持续观察额部皮肤是否出现发白现象，后者提示血管栓塞。

如果眉间纹下方组织具有凹陷，可以采用点式将填充剂注射在帽状腱膜上（经过回抽后），从而使该区域恢复正常。

注意事项

在眉间注射填充剂应注意某些严重的不良反应。曾有警告，在眉间注射胶原蛋白时应注意动脉栓塞和皮肤坏死的可能性。而且，填充剂颗粒可能沿着滑车上血管逆行进入眼动脉，引起眼动脉栓塞。由于在该区域注射的高风险性以及形成团块的可能性，透明质酸类产品成为该区域填充注射较为合适的产品。

注射后指导

注射后需要冰敷。

风险

治疗垂直的眉间皱纹时，注射前应先进行回抽，以减少动脉损伤的可能，并且注射位置不宜太深。避免在该区域过量注射，以减少团块形成和动脉压迫。相对而言，对鼻梁上水平皱纹的治疗较为安全，可以注射在皮下层面。注射后也同样需要进行按摩，以防止团块形成。

操作要点

• 对于接受肉毒杆菌毒素治疗后仍有持久眉间纹的患者，使用填充剂注射有助于改善残留的皱纹。

• 对该区域联合使用填充剂和神经毒素，可以获得更为持久的疗效。

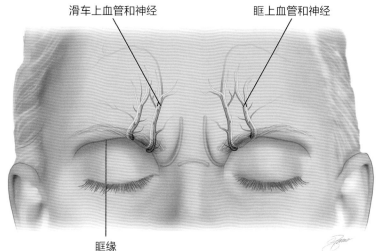

图 45.1　透明质酸平行注射于眉间纹的深部。注射深度应位于该区域的浅层，以避免损伤眶上血管和滑车上血管

补充阅读

[1] Carruthers J, Carruthers A. Volumizing the glabella and forehead. Dermatol Surg. 2010; 36 Suppl 3:1905–1909

[2] Glaich AS, Cohen JL, Goldberg LH. Injection necrosis of the glabella: protocol for prevention and treatment after use of dermal fillers. Dermatol Surg. 2006; 32(2):276–281

46
治疗额纹

难度 ●●
患者满意度 ●●
风险 ●●

适应证

肉毒杆菌毒素 A 治疗无效的额部横纹或无法接受肉毒杆菌毒素 A 治疗的患者。

重要解剖

额部横纹通常都能够通过注射神经毒素得到修复。然而，即使使用肉毒杆菌毒素 A 也不能完全改善所有的皱纹；还有部分患者反对接受肉毒杆菌毒素治疗；眉下垂的患者也无法注射肉毒杆菌毒素，因为注射后可能加重眉部下垂（皱纹产生的根本原因可能就是患者时常需要抬高眉部）。考虑到上述情况，针对部分患者，注射者会选择局部填充来修复额部深横纹。

注射技巧（图 46.1）

额部除皱入针次数较多，因而建议使用表面麻醉以减轻患者痛苦。注射时沿皱纹线在真皮下层多次少量点式注射。注意填充剂注入点应覆盖皱纹全长。注射后按摩填充部位，使填充剂均匀分布。局部出血部位应用力按压止血。

另外一种注射方式是采用后退式线形注射，在真皮深层使用 30 G 针头并在皮下使用 27 G 钝针。在浅层注射时应选用质地较薄的产品。

注意事项

注意每次仅注入小剂量填充剂，直接注入皱纹凹陷处，注射后按摩，抹平填充剂。尤其应避免过度注射，否则注射后可能在额部出现横向的线形隆起。

注射后指导

无特殊。术后瘀青可用冰敷。

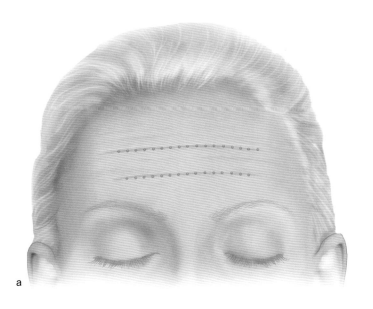

a

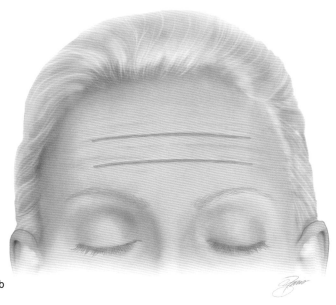

b

图 46.1 a. 注射剂应沿额部横纹串珠样注入。采用连续穿刺式（点式）注射，注射后轻柔按摩治疗区域，抹平横纹。b. 也可以采用线形注射进行填充

风险

尽管该技术并不复杂，但还是有发生皮下血管破裂的可能性。若出现注射部位皮肤大量变白，则表示该部位血供不足，通常经过按摩和热敷后，血循环可以完全恢复正常。

操作要点

- 使用小针头（30 G 或 32 G），注意控制填充剂剂量。
- 避免过度注射！
- 由于该部位极易出现皮下肿块，我们建议选用透明质酸作为填充剂。
- 填充剂联合肉毒杆菌毒素 A 注射能获得更好的疗效。

补充阅读

[1] Carruthers JDA, Glogau RG, Blitzer A, et al. Advances in facial rejuvenation: botulinum toxin type A, hyaluronic acid dermal fillers, and combination therapies–consensus recommendations. Plast Reconstr Surg. 2008; 121(5) Suppl:5S–30S, quiz 31S–36S

[2] Coleman KR, Carruthers J. Combination therapy with BOTOX and fillers: the new rejuvnation paradigm. Dermatol Ther (Heidelb). 2006; 19(3):177–188

[3] Dubina M, Tung R, Bolotin D, et al. Treatment of forehead/glabellar rhytide complex with combination botulinum toxin A and hyaluronic acid versus botulinum toxin A injection alone: a split-face, rater-blinded, randomized control trial. J Cosmet Dermatol. 2013; 12(4):261–266

47
治疗眶内侧凹陷（泪沟）

▶

难度 ●●●●
患者满意度 ●●●
风险 ●●

适应证

使用透明质酸填充眼下部半圆形凹陷能够消除黑眼圈，同时还能推迟轻度脂肪疝出患者行眼睑整形手术的时间。

重要解剖

传统解剖学称眶下缘凹陷的内侧部位为泪沟。随着年龄的增长，眶下缘骨骼日渐突出，可以在眶下缘的顶部注射填充剂以改善泪沟凹陷。

注射技巧（图 47.1）

尽管泪沟注射的疼痛并不剧烈，但对部分患者来说，该部位的注射仍然较为不适。麻醉方式包括表面麻醉剂及注入小剂量利多卡因行眶下神经阻滞麻醉。

泪沟注射是技术含量较高的注射之一。理想情况下，应使用 2.5 cm、30 G 的针头，从下眼睑下方的薄弱皮肤处入针。若用 1.25 cm、30 G 的针头，应将颊部皮肤向上推至眶缘最高点，以便将填充剂注入正确部位。由于大部分血管位于眼轮匝肌内，采取该低位进针方法在大部分情况下能避免术后瘀青。进针后针头保持一定角度，持续向上，直至针头触及眶下缘顶部，用另一只手的示指定位，引导针头走向，并保护眼眶内容物。针头必须触及骨质并精准定位后方可进行下一步操作。

将填充剂缓慢深部注射于骨面。非常重要的是，必须保证填充剂注入点为颌骨上缘最高点，即眶下缘顶点处。若犹豫不决或害怕导致注射点过低，则可能使颊部变高，最终导致泪槽反而加深。填充剂以 0.1~0.2 mL 点式直接注入凹陷部位，随后应充分按摩。在填充过程中应要求患者取坐位，并不时转动眼球，以便于观测是否平整，并帮助评估双侧的对称性。

注意事项

注射进针应深达眶下缘骨膜上，注射过于浅表可能会加重眼周瘀青，并增加产生丁达尔现象的风险。

注射后指导

注射部位应用力按压和冰敷。术后可能产生瘀青，但按照上述方法操作，发生瘀青的概率会减少。若注射过于浅表或皮肤组织过于薄弱，出现瘀青的可能性会增大。正常情况下，注射后下眼睑不会出现肿块或填充剂分布不匀的现象，一旦发生则表示可能有血肿产生。若肿块存在超过 2 周，应嘱患者用热毛巾敷于眼睑处，同时用力按压，每次 20 分钟左右。此法能帮助肿块消失，并平复局部分布不均匀的填充剂。

风险

泪沟注射不会产生危及生命的严重后遗症，最严重的后遗症是患者对注射结果的不满意。尤其当使用透明质酸注射时，即使注射部位足够深，仍可能产生丁达尔现象。主诉"瘀青"持续 2~3 周以上的患者往往伴有色素沉着，这种炎症后的色素沉着可以采用氢醌改善。对部分患者来说，透明质酸可能会加剧眼周区域的液体潴留，从而导致颊部持续肿胀或眼轮匝肌内侧迟发性瘀青样颜色。发生上述后遗症后，可向皮下注射透明质酸酶，从而减轻局部肿胀与肤色异常。如果注射部位在瞳孔中线过于下方位置，则有损伤眶下神经及注入眶下小孔的血管的风险。

操作要点

· 填充剂注射治疗后出现迷走神经综合征的患者并不少见，这种情况在泪沟注射的患者中尤为常见。泪沟区域的注射常使患者感到焦虑，下眼睑麻醉后患者常主诉有不适感。注射结束时，应确保患者站立时没有头晕等症状。

· 泪沟注射应选用透明质酸类产品。柏丽（Belotero）、瑞蓝 Silk、乔雅登 Volbella

颗粒均一，为低聚透明质酸，能用于更表浅的部位，同时出现丁达尔现象的可能性也较小。

· 偶见眼睑肌肉抖动，可能是由于利多卡因，可自行缓解。

· 为达到理想效果，每次注射均应缓慢进行，并一次仅注入 1 mL 填充物。如果填充量不够，则在 2 周后复诊时再治疗。

· 患者宣教至关重要。应告知患者在达到最终效果之前保持足够的耐心。

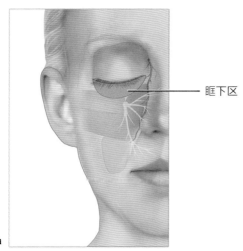

眶下区

泪沟畸形　　　眼轮匝肌　　填充剂沿眶下缘骨膜上注射

图 47.1　a. 位于面中部的眶下区域。b. 填充剂沿眶下缘骨膜上注入以改善眶下区凹陷问题。必要时也可将填充剂注入皮下区域，但某些产品皮下注射可能诱发丁达尔现象

补充阅读

[1] Andre P. New trends in face rejuvenation by hyaluronic acid injections. J Cosmet Dermatol. 2008; 7(4):251–258

[2] Donath AS, Glasgold RA, Meier J, et al. Quantitative evaluation of volume augmentation in the tear trough with a hyaluronic acid-based filler: a three-dimensional analysis. Plast Reconstr Surg. 2010; 125(5):1515–1522

[3] Lee S, Yen MT. Nonsurgical rejuvenation of the eyelids with hyaluronic acid gel injections. Semin Plast Surg. 2017; 31(1):17–21

[4] Morley AM, Malhotra R. Use of hyaluronic acid filler for tear-trough rejuvenation as an alternative to lower eyelid surgery. Ophthal Plast Reconstr Surg. 2011; 27(2):69–73

48
治疗上睑凹陷

难度 ●●●●
患者满意度 ●●●
风险 ●●●

适应证

凹陷或下垂的上睑会使人失去吸引力，也是面部衰老的象征。遗传、衰老、疾病和过度去除脂肪都可能导致过度消瘦，使眶上缘内侧 1/3~1/2 的骨性标志明显。恢复该区域软组织的外观能极大改善眶周的老化程度。

重要解剖

大部分人的上睑皮肤比较薄。在该区域注射时，应避开眶上感觉神经、滑车上神经的分支及血管束。该区域的治疗需要丰富的知识和经验，只有经验丰富、对相关解剖极为熟悉并能处理各种并发症的注射者才能进行操作。

注射技巧（图 48.1）

对于这个部位，作者选择使用透明质酸。最佳注射平面是在眶上缘凹陷的低处进行骨膜上注射。无论是进行连续的串珠状点式注射后按摩融合，还是进行长的后退式注射，都是为了产品在骨表面的层次一致，从而填充骨和皮肤或肌肉间的空隙。这一区域最安全的注射方向是由外而内，即保持由眉毛外侧向内侧部分注射。最安全的注射技巧是采用直径 30 G 或 32 G，长度 1.25~2.5 cm 的注射针，将针头稳定地固定于骨面进行后退式注射。仔细观察，你会发现对上睑复合体最凹陷区域的额外塑形是必需的，这能改善上睑的轮廓。在这一区域使用钝针是避免填充过程中血管损伤的最佳选择。

注意事项

在额骨区域注射位置偏高，远离眶周游离缘可能导致两个潜在问题。第一，可能损伤或将填充剂注入眶周的神经血管束。第二，如果填充剂不位于眶周凹陷而是沿着额骨表面分布可能导致前额突出。

注射后指导

注射后立即按压和冰敷有助于减轻瘀青。眼睑肿胀需冰敷数日。

风险

可能发生肿胀和瘀青。新手甚至经验丰富的注射者在进行这种新的容积纠正术时必须警惕注入血管、眶周等严重意外。

操作要点

· 保持小剂量注射是最重要的。上睑的注射方向从外侧向上睑内侧，位置不宜过高，

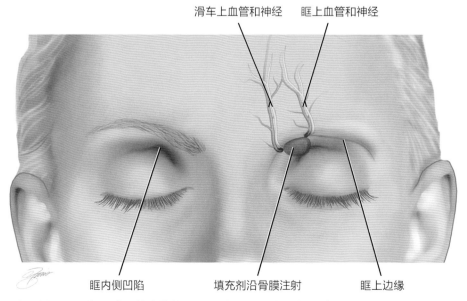

图48.1 填充剂沿眶上缘骨膜注射来修饰眶上凹陷。需注意避免损伤眶上和滑车上神经血管束

注射时保持针头移动。眶上神经经常没有确切的孔，通常认为它从眶周穿出沿骨边缘走行。

- 建议用利多卡因稀释透明质酸。
- 建议这个部位注射时使用钝针。

补充阅读

[1] Lambros V. Volumizing the brow with hyaluronic acid fillers. Aesthet Surg J. 2009; 29(3):174–179

[2] Morley AM, Taban M, Malhotra R, et al. Use of hyaluronic acid gel for upper eyelid filling and contouring. Ophthal Plast Reconstr Surg. 2009; 25(6):440–444

[3] Romeo F. Upper eyelid filling with or without surgical treatment. Aesthetic Plast Surg. 2016; 40(2):223–235

49
提升眉部

难度 ●●●
患者满意度 ●●
风险 ●

适应证

眉下垂是由于皮肤和骨之间的容量减少，往往伴随着颞部凹陷和外侧眶缘骨结构的改变。结果眉毛的位置比预想的低得多，导致整个外观看上去或悲伤或严厉。可以利用填充剂合理注射，通过填充凹陷和增加饱满度来提升眉部。

重要解剖

要求通过填充注射来提升眉部的患者，皮肤通常很薄，并有大量的表浅血管。通常有一根单独贯穿的前哨静脉位于眶缘上外侧，并与皮肤表面垂直。其他的血管则与皮肤表面平行，深部注射时可以避开。

注射技巧（图 49.1）

最佳的注射层次是深达眼轮匝肌、深筋膜和帽状腱膜，但刚好在骨膜之上。如果采用 30 G 针头和局部麻醉（1% 利多卡因、1:100 000 肾上腺素，并用碳酸氢钠 1:9 进行缓冲），这个平面的注射将最为简单。麻醉后，产品通过长针（2.5~3.8 cm）注入筋膜和骨膜之间的空隙。一旦针头定位于骨面上，且在眉毛下方，注射者就不可垂直移动针头。针头缓慢撤回时可以进行后退式注射，通过轻微变换角度可帮助建立眉尾的饱满度。

供选技巧

将填充剂注射在骨膜上和皮下组织内，直至眉尾得到较好的提升。注射后按摩该区域，并确认两侧眉形是否对称。

注意事项

避免过度注射，注意保持对称。

注射后指导

注射后立即按压和冰敷有助于减轻瘀青。眉部可能肿胀，需要向外侧融合衔接至颞部或眶侧缘来达到自然外观。

风险

只要平整光滑地铺展填充剂，除了浅层注射可能发生瘀青以外，该项技术风险极小。

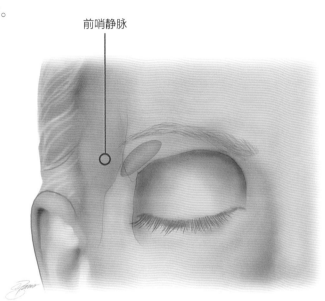

前哨静脉

图 49.1 沿眶缘外侧的骨膜注射填充剂来提升眉尾

操作要点

• 确保将填充剂注射在眉尾和眉毛下方，从而发挥产品的最佳效应，获得最好的提升。控制注射剂量以确保眉形获得提升而不是显得更加沉重。

• 透明质酸和羟基磷灰石可用于该区域。

• 可考虑用肉毒杆菌毒素（见"9 提升眉尾"）治疗外侧的眼轮匝肌。

补充阅读

[1] Carruthers JD, Carruthers A. Facial sculpting and tissue augmentation. Dermatol Surg. 2005; 31(11 Pt 2):1604–1612

[2] Moradi A, Watson J. Current concepts in filler injection. Facial Plast Surg Clin North Am. 2015; 23(4):489–494

50
治疗颞窝（太阳穴）凹陷

难度 ●●
患者满意度 ●●●
危险性 ●●

适应证

颞窝凹陷会影响面部上半部分的轮廓，使人显得衰老而憔悴。自然老化是颞窝部位脂肪丢失的最常见原因，此外创伤、消耗性疾病、外科手术、艾滋病相关的脂肪萎缩或患者过于纤瘦、体脂含量过低也可能造成颞窝凹陷。

重要解剖

颞窝的解剖学界限：上方为颞线，内侧为眉弓尾部及眶缘外侧，后侧为发际线，下方为颧弓。颞部浅层有数条大静脉及动脉通过。主要肌肉为颞肌。颞窝注射时应穿过颞肌，注射于颞窝的骨膜上。

注射技巧（图 50.1）

透明质酸
颞窝上中部具有最主要的美学效果，因而需要优先注射。注射透明质酸应选用 2.5 cm 针头，深入注射在颞窝上半部分的骨膜上，随后注射在颞肌筋膜的上方或下方。选用点式注射法以减少注射边缘不规则可能。注入部位应足够深，注射后充分按摩，保证填充物质均一分布。对于中至重度颞窝凹陷患者，单侧颞窝常需注射 1 mL 透明质酸。

羟基磷灰石

羟基磷灰石注射技术与透明质酸相似，注射后触感较透明质酸更为坚韧。

聚左旋乳酸

与上述产品相同，聚左旋乳酸也需要注射在骨膜上。使用长度 2.5~3.8 cm 以上、直径 25 G 的针头能够保证足够的注射深度。除了注射者对患者进行注射后按摩外，患者本人在注射后 5 天内，需要每天 5 次、每次 5 分钟自行按摩颞部，以使产品分布均匀。聚左旋乳酸通常稀释至 6~8 mL，根据颞窝萎缩的程度，每侧注射 1~2 mL。可能需要注射 2~3 次，每次注射间隔 4~8 周，末次注射后 3~6 个月可观察到效果持续改善。

注意事项

颞窝浅层血管走行数量较多，因而进针时应注意避开血管，向血管间或血管下方注入为佳。若伤及血管，应用力按压数分钟，以减少瘀青。

注射后指导

注射透明质酸的患者，注射后按摩为推荐举措，而注射聚左旋乳酸者，注射后必须进行按摩。注射后冷敷能够避免颞部肌肉酸痛及咀嚼时出现不适感。

风险

术后可能出现瘀青，若血管破裂，应在局部用力按压数分钟。若注射过于表浅可能引起肿块或局部外观不平整。部分患者术后 1~2 天可能发生咬肌紧张性痉挛（牙关紧闭），通常能够自愈，无须治疗。

操作要点

• 术后注射区域应呈现轻微凹陷或平坦的状态，而不应隆起，注意避免过度矫正。术后表面平整的关键是注射深度要适当。

• 颞窝区域一般不会填充过度。一侧注射结束后应向患者展示双侧颞窝的差别，通常两者差别十分显著，这也能够帮助患者理解疗效。

• 由于颞窝部位血管丰富，进针后先回抽能够防止针头刺入血管。

• 部分患者可能在颞窝丰盈的同时获得眉弓提高的效果。

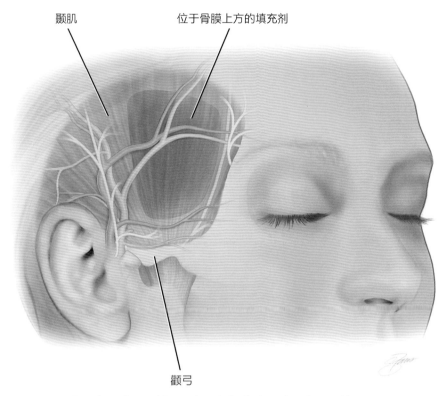

颞肌　　　　　　位于骨膜上方的填充剂

颧弓

图 50.1　应深入颞肌下方，在骨膜上注射；注意避免损伤该区域丰富的血管

补充阅读

[1] Fitzgerald R, Vleggaar D. Facial volume restoration of the aging face with poly-L-lactic acid. Dermatol Ther (Heidelb). 2011; 24(1):2–27

[2] Lambros V. A technique for filling the temples with highly diluted hyaluronic acid: the "dilution solution". Aesthet Surg J. 2011; 31(1):89–94

[3] Rose AE, Day D. Esthetic rejuvenation of the temple. Clin Plast Surg. 2013; 40(1):77–89

[4] Ross JJ, Malhotra R. Orbitofacial rejuvenation of temple hollowing with Perlane injectable filler. Aesthet Surg J. 2010; 30(3):428–433

51
非手术鼻整形

难度 ●●●●
患者满意度 ●●●
危险 ●●

适应证

由于鼻位于面部中央部位，鼻部轻微不对称对患者外表的影响也十分显著。鼻部整形术并不总能完美无瑕，术后的一些缺陷也很难纠正。因此，对于一些鼻部整形术后出现的微小瑕疵，可以通过小剂量注射填充剂进行修复。对于拒绝手术或不具有手术适应证的患者，采用填充剂注射可能成为非手术治疗的选择。

重要解剖

应该掌握鼻部的理想比例，熟悉鼻部骨骼、软骨和软组织的结构。此外，从安全角度考虑，应熟悉主要的血管走行，避免填充剂误入血管。

注射技巧（图 51.1 和图 51.2）

鼻部注射美容，进针深度应到达鼻骨或鼻软骨。注射前先回抽，采用后退式注射，避免直接点式注射（可能导致填充物误入血管）。

驼峰鼻
向驼峰上下两侧分别注射填充剂直到鼻背部线条恢复，本注射方法也可用于宽矮鼻，注射后能够使鼻部外形变高变窄。

马鞍鼻

马鞍鼻凹陷处支撑软骨极少甚至缺如，应先将填充剂注入真皮或皮下层，增加皮肤厚度，从而使鼻背骨结构与鼻尖软骨结构完美衔接。然后将填充剂注入下方更深层次，进一步支撑并抬高凹陷区域，改善鼻部轮廓。

歪鼻

想象一下通过鼻中线的一条直线，有助于歪鼻治疗。歪鼻的部分鼻背常以 C 形或 S 形在中线两侧弯曲分布，填充相应凹陷处能使歪鼻显得挺直。

鼻尖下垂

如果鼻尖不够明显并下垂，可以在合适的解剖部位注射填充剂，使鼻尖变得更加明显。填充能达到类似鼻尖移植的效果，使鼻尖更为突出，更加圆润。但该方法是否成功取决于皮肤的厚度和瘢痕增生情况。

注意事项

若注射区域存在较大的毛孔，填充剂可能由毛孔渗出，此时应将针头穿入更深部位或转换入针角度。过度注射可能导致局部区域皮肤苍白甚至产生血管内阻塞。乔雅登（Juvéderm）的亲水性可能导致注射部位水肿程度加剧，因此更合适鼻部的填充剂是瑞蓝（Restylane）。也可以使用羟基磷灰石，但它作为永久性填充剂注射后无法吸收，注射者选用时应加倍谨慎。

注射后指导

冰敷及按压有助于避免术后瘀青。透明质酸注射后会有轻度肿胀，注射后第 1 周触感坚实，之后逐渐恢复自然。应告知患者术后初期注射区域会出现隆起和痕迹。一般 2~4 天消肿。

风险

鼻部应注射在无血管层面，骨膜或软骨膜处均可。应注意不要注入真皮以避开真皮血管丛。最危险的并发症是注射误入血管，可能造成坏死。后退式注射、避免注射部位皮肤压力过大、避免皮肤过于肿胀变白等措施有助于避免上述并发症的发生。鉴于鼻部血管损伤的严重后果及危险性，建议仅采用透明质酸类产品注射填充。

操作技巧

- 该区域注射时建议填充量略微不足，避免过度矫正。
- 保持针头移动以免误入血管造成血管阻塞或血栓形成。
- 对已做过鼻部整形术的患者注射治疗时应加倍小心：之前的鼻部整形术可能已造成皮肤血供异常，再行注射治疗可能增加皮肤坏死的可能。
- 每次注射前应回抽。

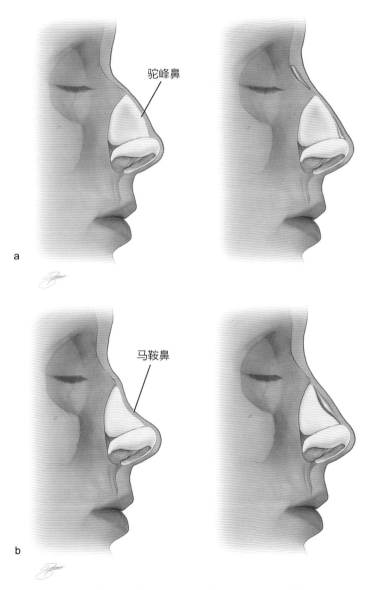

图 51.1　非手术鼻整形的填充治疗。a. 驼峰鼻。向驼峰上下两侧分别注射填充剂，使鼻背部线条挺直。b. 马鞍鼻。通过注射能够抬高凹陷处，改善鼻背部线条

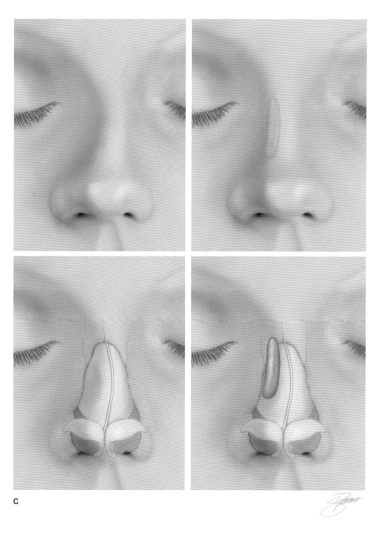

c

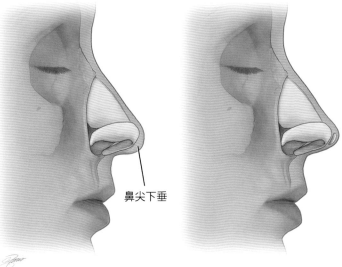

鼻尖下垂

d

图 51.1（续）　c. 歪鼻。填充剂可沿骨膜或软骨膜注入鼻背凹面处，使鼻背重现挺直外观。如图c所示，左上、左下图为注射前，右上、右下图为注射后。该患者鼻部骨折后经过内复位仍无法纠正鼻部畸形，通过向右侧鼻背注入填充剂使患者鼻部形态基本恢复正常。d. 鼻尖下垂。注入填充剂可抬高患者下垂的鼻尖部，达到"鼻尖移植"的效果

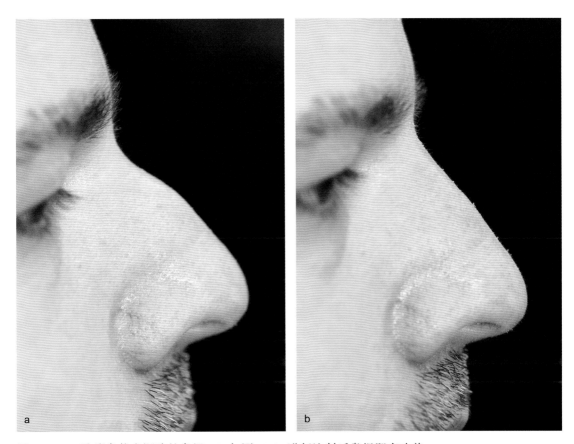

图 51.2 a. 驼峰鼻伴有深陷的鼻根。b. 如图 51.1a 进行注射后鼻根即有改善

补充阅读

[1] Humphrey CD, Arkins JP, Dayan SH. Soft tissue fillers in the nose. Aesthet Surg J. 2009; 29(6):477–484

[2] Kontis TC. Nonsurgical rhinoplasty. JAMA Facial Plast Surg. 2017; 19(5):430–431–; [Epub ahead of print]

[3] Kontis TC. The art of camouflage: when can a revision rhinoplasty be nonsurgical? Facial Plast Surg. 2018; 34(3):270–277

[4] Redaelli A. Medical rhinoplasty with hyaluronic acid and botulinum toxin A: a very simple and quite effective technique. J Cosmet Dermatol. 2008; 7(3):210–220

[5] Wang LL, Friedman O. Update on injectables in the nose. Curr Opin Otolaryngol Head Neck Surg. 2017; 25(4):307–313

52
治疗鼻瓣膜塌陷

难度 ●●●●
患者满意度 ●●
风险 ●

适应证

内外鼻瓣膜的塌陷大都采取外科手术治疗。对于术后改善不明显或者不愿手术的患者，可以用填充术对鼻瓣膜塑形并预防吸气性塌陷。所用填充材料和鼻软骨填充所用材料类似。

重要解剖

鼻内瓣膜区是由鼻中隔和鼻下外侧软骨外侧脚连接构成的锐角结构。鼻外瓣膜区由鼻翼、鼻小柱和鼻孔底构成。

注射技巧（图 52.1）

可以采用表面麻醉剂或者鼻内 4% 利多卡因麻醉。局部注射麻醉会改变瓣膜区形状从而影响填充效果，应避免使用。

鼻内瓣膜区

在鼻内注射微量填充剂于外侧脚和卷曲区域，直至患者注意到气道通气改善。注射前，要求患者按照 1~10 分评价鼻腔通气能力。少量注射填充剂后再次评价。直至感觉通畅为止。

鼻外瓣膜区

小剂量填充鼻翼边缘直至深吸气时塌陷有缓解。

注意事项

注射过量会导致向外团块状突起。

注射后指导

无特殊。极少发生瘀青。

风险

过量注射会压低鼻翼、加重塌陷。

操作要点

• 选用羟基磷灰石或者高浓度的透明质酸这类黏稠度高的产品，效果更好。选择透明质酸的优势在于如果注射入血管、过量注射或者压迫血管导致皮肤发白，可以采用透明质酸酶进行溶解。

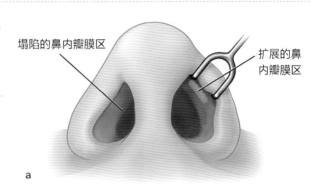

塌陷的鼻内瓣膜区 　扩展的鼻内瓣膜区

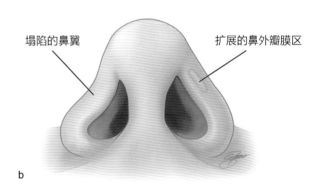

塌陷的鼻翼 　扩展的鼻外瓣膜区

图 52.1　a. 在鼻内卷曲区域注射填充物支撑鼻内瓣膜区。b. 在鼻翼及鼻外瓣膜区填充以改善塌陷

补充阅读

[1]　Nyte CP. Hyaluronic acid spreader-graft injection for internal nasal valve collapse. Ear Nose Throat J. 2007; 86(5):272–273

[2]　Nyte CP. Spreader graft injection with calcium hydroxylapatite: a nonsurgical technique for internal nasal valve collapse. Laryngoscope. 2006; 116(7):1291–1292

53
治疗面中部凹陷

难度 ●●●
患者满意度 ●●●
风险 ●●

适应证

面部老化是容量缺失和组织下垂的综合结果。面中部凹陷常见于面部老化，偶见于面中部扁平的年轻人。

重要解剖

面中部内侧区域是一个由眶下缘、鼻侧壁外侧、眶下孔内侧组成的三角形区域，邻近颧骨下区域。

注射技巧（图 53.1）

这个区域注射可以选择透明质酸或者羟基磷灰石。注射部位可以选择骨膜上或皮下组织浅层。注射时采用扇形方式以使填充物均匀。注射后轻轻按摩，有助于填充物均匀分布，并且注射者通过触诊从而确认是否有注射不充分的区域。

注意事项

瘀青比较常见。由于内眦动脉走行于鼻外侧，注射时应避免压迫或者堵塞该动脉。应避免注射入眶下神经孔。

告知患者避免用力压迫注射区，以免压平已塑形的区域（术后冰敷或者睡觉时也应注意）。

注射后指导

冰敷和按压有助于缓解瘀青。使用透明质酸或者羟基磷灰石填充可能会稍有水肿，并在第一周触感较硬，之后会比较自然。

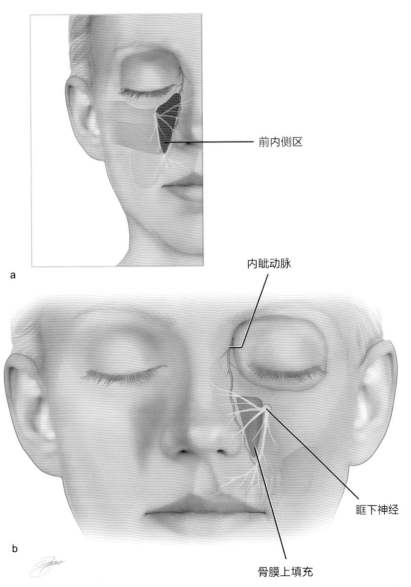

前内侧区

内眦动脉

眶下神经

骨膜上填充

a

b

图 53.1　a. 面中部的前内侧区位于眶下神经内侧，内眦动脉外侧，邻近眶下缘。b. 沿着骨膜注射填充物并将其按摩到指定区域以改善扁平的面中部

风险

风险很小。最大的难点在于确保对称性。

操作要点

• 当在该区域进行深部注射时，可以考虑使用钝针以减少血管损伤。而浅层微量注射时，可以使用锐针。

补充阅读

[1] Few J, Cox SE, Paradkar-Mitragotri D, et al. A multicenter, single-blind randomized, controlled study of a volumizing hyaluronic acid filler for midface volume deficit: patient-reported outcomes at 2 years. Aesthet Surg J. 2015; 35(5):589–599

[2] Funt DK. Avoiding malar edema during midface/cheek augmentation with dermal fillers. J Clin Aesthet Dermatol. 2011; 4(12):32–36

[3] Raspaldo H. Volumizing effect of a new hyaluronic acid subdermal facial filler: a retrospective analysis based on 102 cases. J Cosmet Laser Ther. 2008; 10(3):134–142

[4] Tansavatdi K, Mangat DS. Calcium hydroxyapatite fillers. Facial Plast Surg. 2011; 27(6):510–516

54
颧骨增大

难度 ●●
患者满意度 ●●●
风险 ●●

适应证

注射填充剂可以用来增大颧骨或者颧骨外侧突。另外，可以外科手术行永久性颧骨移植或者自体脂肪填充。

重要解剖

颧骨外侧突由颧骨以及上方覆盖的软组织所构成。半侧身时，高颧骨所形成的弧度会显得比较年轻。面中部衰老面容表现为颧骨外侧突脂肪垫，也被称为"颧袋"。这个三角突起区域是由眶支持韧带和颧骨皮肤韧带构成的。

注射技巧（图 54.1）

可使用表面麻醉剂。首次注射时可采用含利多卡因的填充剂深部注射以麻醉眶下神经。

不建议行牙槽阻滞麻醉，因为这常常导致解剖结构的改变。注射者可以采用经口或者经皮注射。经口注射不会增加感染的概率。填充剂应深部注射于皮下组织或骨膜上。

可以在支持韧带上比较表浅地（真皮深层或皮下）注射透明质酸，以改善"颊堆"。此外，在颧骨外侧突进行深部注射也可以改善"颧袋"，同时对面颊部也有提升作用。

注意事项

该区域注射非常安全。可以使用透明质酸或者羟基磷灰石。但是应注意避免将填充物注射入颧骨外侧突的脂肪垫内以避免增加脂肪垫的水肿。

注射后指导

可以冰敷。提醒患者一段时间内不要用力按压该部位，睡觉时避免压迫治疗区，否则容易压平填充物。

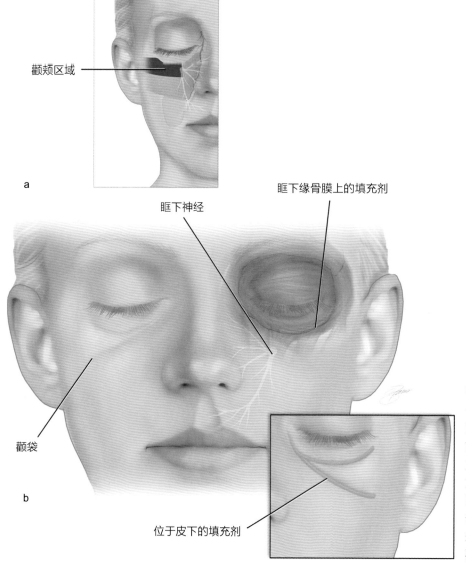

图 54.1　a. 面中部的颧颊区域位于眶下缘下方和眶下神经的外侧。b. 颧颊区域的填充可以使颧骨更加饱满。可以沿眶下缘和颧弓深部注射，也可以表浅注射以改善颧袋

风险

有可能发生瘀青。最大的难点在于确保对称性。

操作要点

- 脸颊两侧可以分别只用一个进入点注射。对于较深层次的注射可以使用钝针。
- 如果注射点位置偏下或偏内侧，以及在该区域过度注射，都可导致外观不自然。
- 早期就存在的面部不对称是很多求美者存在的问题，因此通过注射获得对称的外观应该成为治疗的目标。

补充阅读

[1] Carruthers JD, Carruthers A. Facial sculpting and tissue augmentation. Dermatol Surg. 2005; 31(11 Pt 2):1604–1612

[2] Few J, Cox SE, Paradkar-Mitragotri D, et al. A multicenter, single-blind randomized, controlled study of a volumizing hyaluronic acid filler for midface volume deficit: patient-reported outcomes at 2 years. Aesthet Surg J. 2015; 35(5):589–599

[3] Lowe NJ, Grover R. Injectable hyaluronic acid implant for malar and mental enhancement. Dermatol Surg. 2006; 32(7):881–885, discussion 885

[4] Mendelson BC, Muzaffar AR, AdamsWP , Jr. Surgical anatomy of the midcheek and malar mounds. Plast Reconstr Surg. 2002; 110(3):885–896, discussion 897–911

55
治疗颊部凹陷

难度 ●●
患者满意度 ●●
风险 ●

适应证

颊部凹陷可见于部分容积严重缺损的患者。颞部和颊部脂肪垫的缺损通常会导致皮肤干燥、颊部褶皱、鼻唇沟过深、下颌骨突出等症状。很多情况下，使用填充物治疗颞部和颊部凹陷比直接手术效果更好。然而，采用自体脂肪填充这些区域往往被当作年轻化手术的辅助手段。

对患者进行整体评估，通常会发现患者具有扁平的颧骨以及眼部下方的凹陷。采用"53 治疗面中部凹陷""54 颧骨增大"提到的注射技巧都能够在一定程度上改善该区域的凹陷情况，同时也能减少、纠正该区域所需的填充剂数量。

重要解剖

颧弓以下、鼻唇沟和酒窝外侧的区域构成了面中部的颧颊结构。

注射技术（图 55.1）

可使用表面麻醉剂。可以采用网状或者扇形注射方式，从内向外铺散填充剂。注射深度通常在真皮和皮下组织交界处。注射后轻轻按摩，有助于填充剂均匀扩散。

近年来 de Maio 发展了一些新的注射技巧，主要采用高硬度的填充剂如乔雅登丰颜（Juvéderm Voluma）和瑞蓝丽缇（Restylane Lyft）。通过从外侧推挤颊部，并在骨膜上以点式或山峰式注射填充剂，可以恢复该区域的容积。该方式也能改善鼻唇沟以及上木偶线区域。

可以先确定颊部最隆起区域，并在此区域将填充剂注入从而有效提升颊部。这一方法也可改善颧袋。

注意事项

注射过于表浅会导致填充材料在皮肤表面形成条索状。但如果注射过深，则需要较多的填充材料。在该区域注射后常有团块形成，注射者应对注射部位进行按摩以使填充剂光滑平整。由于颊部没有骨骼支撑，注射过深甚至会让填充剂突入口腔。

注射后指导

冰敷、按压有助于避免术后瘀青。透明质酸注射后会有轻度肿胀，注射后第 1 周触感坚实，之后逐渐恢复自然。注射后轻轻地按摩揉捏有助于肿胀消退。注射后 24 小时应避免过度按压注射区域。同时也应该提醒患者轻柔冰敷，以避免压平填充物。

风险

这种操作风险很低。但如果填充剂用量过多时，填充剂的自重会导致颊部下垂。对于颊部凹陷较为严重的患者，可以考虑使用聚左旋乳酸或脂肪填充。同时也应该特别注意两侧面部对称性的问题。

操作要点

- 多层次注射及按摩可以让填充剂扩散均匀。该区域的充分改善需要较多剂量的填充剂。
- 为替患者节约成本，可以从颧弓下部内侧开始注射。
- 该部位治疗的目的是减少从颧部到颊部的明显落差，使由高到低的过渡更加柔和。

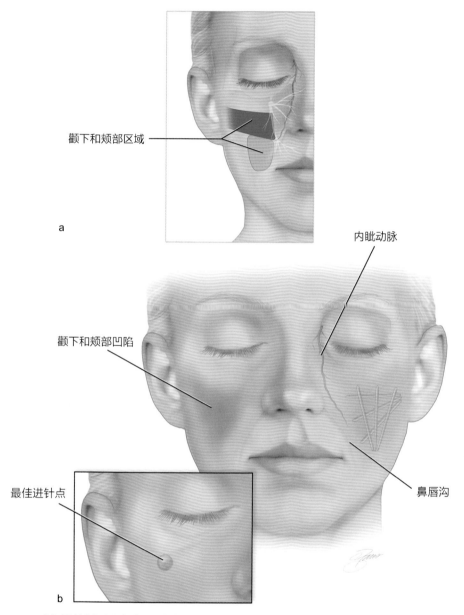

图 55.1 a. 面中部的颧下和颊部区域位于颧颊区域下方和眶下神经外侧。b. 用交叉扇形填充技术在不同深度注射填充剂以改善颊部凹陷。在最佳进针点处的单点堆积注射可以提升颊部

补充阅读

[1] Cattin TA. A single injection technique for midface rejuvenation. J Cosmet Dermatol. 2010; 9(3):256–259

[2] Raspaldo H, Aziza R, Belhaouari L, et al. How to achieve synergy between volume replacement and filling products for global facial rejuvenation. J Cosmet Laser Ther. 2011; 13(2):77–86

56
de Maio 技术提升颊部

难度 ●●
患者满意度 ●●●●
风险 ●●

适应证

由于骨性缺陷或者年龄（增加）、容量缺失导致软组织过多堆积于骨面。注射填充可以用来增大颧骨和颧骨外侧突。Mauricio de Maio 医生是一位来自巴西的整形外科医生，同时也是 Allergan 的授课讲者。他提出了一种新的注射方法，利用乔雅登 Voluma XC 来增大颧骨，达到补充面中部容量流失，提升面中部，减少眶下凹陷，一定程度上平复鼻唇沟以及木偶纹，从而整体提升面部。

重要解剖

颧骨、眶下缘的下方以及外侧、眼轮匝肌以及眶下神经是该注射部位重要的解剖学标志。高颧骨、短下睑以及面颊部柔和的过渡曲线可以在半侧位营造出年轻的外观。使用该注射技术能够减少填充鼻唇沟所需要的剂量。

注射技巧（图 56.1）

虽然 Mauricio de Maio 医生使用的是乔雅登 Voluma XC，但是其他的填充剂如黏稠度比较高的透明质酸类产品、羟基磷灰石甚至聚左旋乳酸都可以用于该区域的注射。采用山峰或点式注射方法将 0.2 mL 的填充剂注入图示 V_1~V_4 四点，从而起到提升颊部的效果。根据患者的实际情况来调整所需注射量。此法能够将填充剂深入注射到上颌骨骨膜。

先确定睑颊接合部、颧骨外侧朝向耳部并做标记，睑颊接合部标志着皮肤从眼睑部较薄的皮肤移行至颊部较厚的皮肤，通常和眶周黑眼圈的下缘重叠。

睑颊接合部确认后，V_1 点位于外眦外侧数厘米。V_2 点位于外眦向下垂直连线与睑颊接合部的相交处。V_3 点位于外眦向内 1~2 cm，眶下神经及眶下孔的外侧，也就是瞳孔水平眶下缘 2 cm。V_4 点则位于颧颊接合部的下部，V_2 的内下方。V_4 点的注射一般联合应用皮下及点式注射方法，这样有助于填充颊部下方的凹陷。

在以上基础上演化而来的新的注射技巧能够帮助提升面下部，并且获得更为自然的外观。改良后的方法是在原有 V_1 点的外侧，沿着颧骨至发际线处，增加 V_{-1}、V_{-2} 两个注射点，这两个注射点均采用点式注射方法。也可以在 V_2 上方，沿着眶外侧缘，增加 Y_1 注射点，该点的注射能够增加颧骨中部的容量并提升眼部。

注意事项

只要避开眶下的血管，该区域的填充注射是十分安全的。在操作时，增加回抽的操作，能够降低注入该区域血管的风险。

注射后指导

术后冰敷，除非选用的填充剂是聚左旋乳酸，否则术后按摩并不是必需的。在吸收之前，肿胀会持续一段时间。如果患者喜欢肿胀时期的外观，那么仍然需要等待数周后再行补充注射，以便较为精确地计算所需的剂量。

风险

可能会出现瘀青。最大的难点是双侧的对称性。术前的照片，包括 3D 图像，都有助于取得较为理想的填充后效果，同时也能够让患者得到术前术后的对比。

操作要点

• 在 V_4 点注射时，可以选用钝针深部注射。如果使用锐针操作的话，填充剂容易直接堆积在骨膜上，而钝针可使填充剂从侧面平铺至该区域。

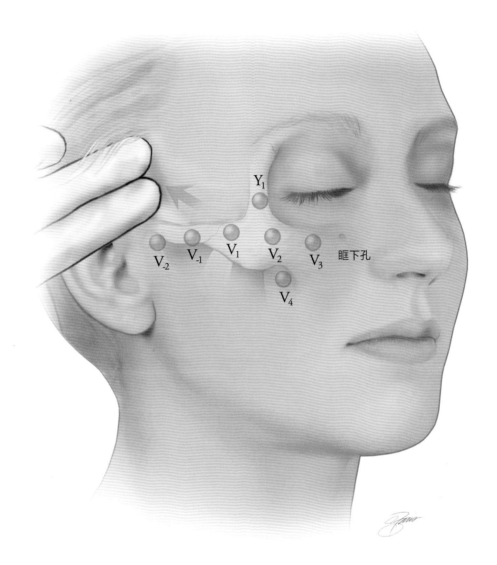

图 56.1 de Maio 注射技巧：点式或山峰式深层注射。V_1，颧弓；V_2，颧突；V_3，颊部前内侧；V_4，颊部下方。改良的注射方法包括外侧的 V_{-1}、V_{-2} 以及上方的 Y_1 点的注射，使得过渡区域更柔和自然

补充阅读

[1] Cotofana S, Schenck TL, Trevidic P, et al. Midface: clinical anatomy and regional approaches with injectable fillers. Plast Reconstr Surg. 2015; 136(5) Suppl:219S–234S

[2] De Maio M, Rzany B. Injectable Fillers in Aesthetic Medicine. 2nd ed. Springer-Verlag; 2014

57
隆颏术

难度 ●●
患者满意度 ●●●
风险 ●

适应证

颏部短小通常通过永久性的手术来解决，如生物材料植入术。然而，在以下情况下，使用填充剂进行隆颏可能是更好的选择：①患者只需要少量的填充；②患者是老年人或不适宜手术的患者；③患者预期接受较低容量的面部修复；④患者正在寻找没有停工期或者较便宜的方案；⑤患者正在考虑使用颏部植入物，但对永久性植入物犹豫不决；⑥患者的颏部有凹陷，希望颏部轮廓比较光滑。

重要解剖

下颌骨的骨结构可能太"方""尖"或者"薄弱"，而注射填充可以创造性地用来塑形或隆颏。在注射过程中，需要了解通过颏孔的颏神经和邻近血管的位置。

注射技巧（图 57.1）

颏部填充包括两种基本技术：①深层点式注射于骨膜上，类似外科植入物；②在真皮下平面进行广泛的扇形、线形注射。较浅层次的注射应在真皮皮下接合部进行，以增加体积，并使上覆松弛的皮肤更为紧致。线式注射技术采用 1.0~1.5 in（2.5~3.8 cm）长、27~30 G 的针头效果最好。只要避开颏孔，就可以很容易地沿着下颌骨的边缘进行点式注射。

注意事项

确定颏孔和神经的位置，并在注射时避开该区域。如果颏部已有植入物，注射时应严格遵从无菌技术，并避免直接注射在植入物表面或内部，以避免细菌感染。如果注射过程中针头触碰到了颏部植入物，注射后可短时间使用抗生素。

注射后指导

术后立即按压和冰敷，有助于减少瘀青。术后可能会出现一定水肿，导致下颏看起来更加肿胀，水肿消退后形态会更为自然。

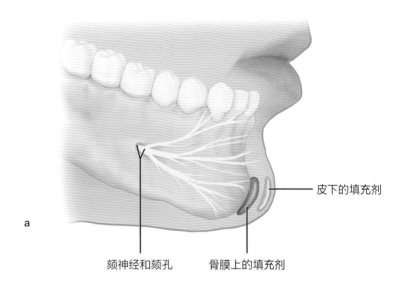

皮下的填充剂

颏神经和颏孔　　　骨膜上的填充剂

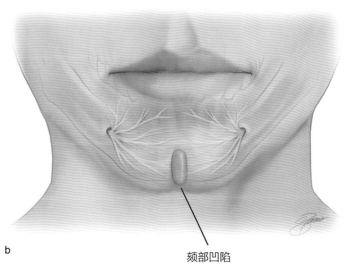

图 57.1　a. 将填充物注射在骨膜上和（或）皮下组织中，以增加颏部的突出度。b. 将填充剂注射在颏部皮下以修饰颏部凹陷

颏部凹陷

风险

浅层注射时，只要填充剂均匀平铺，其风险极小，仅有瘀青可能。当注射到深部骨骼上平面时，可能出现损伤下颌神经的风险。如果使用点式注射，则可能误入血管内，应该尽量避免使用该注射手法。

操作要点

- 需要从各个角度评估颏部，以确保治疗后的对称和平衡。当试图填充一个完整的中线结构时，对称将是非常重要且具有挑战性的。
- 按摩注射区域将有助于使注射不规则的地方更加平滑。

补充阅读

[1] Binder WJ, Dhir K, Joseph J. The role of fillers in facial implant surgery. Facial Plast Surg Clin North Am. 2013; 21(2):201–211

[2] Sykes JM, Fitzgerald R. Choosing the best procedure to augment the chin: is anything better than an implant? Facial Plast Surg. 2016; 32(5):507–512

58
治疗颏部褶皱

难度 ●
患者满意度 ●●
风险 ●

适应证

颏部褶皱是位于下唇和颏部之间的水平凹陷，在部分人群中颏部褶皱可以非常深。

重要解剖

双侧颏肌起源于下颌骨的切牙窝，直接走行进入颏部皮肤的真皮中。颏肌收缩使下唇升高，并产生颏部褶皱。

注射技巧（图 58.1）

该区域注射较为疼痛；可以使用局部或者下齿槽神经阻滞术麻醉。填充剂需在真皮和皮下组织的多个层次注射，以填充凹陷。可采用平行和垂直于褶皱的线形注射法填充。更深的褶皱可以用点式注射法填充。

注意事项

透明质酸注射过于表浅会导致皮肤显现出材料的蓝色。避免过量注射。注射后的按摩可以最大限度地提高表面平滑度。

注射后指导

术后有瘀青可能，需要冰敷。

风险

这是一个较为安全的注射区域，较深的褶皱可能需要较大量的填充剂。

操作要点

在这一区域单独使用的填充剂的疗效维持时间较短。然而，联合应用肉毒杆菌毒素注射于颏肌，可以显著延长该区域填充剂的维持时间。神经毒素可以注射到颏肌，用于治疗"橘皮样"颏部（见"19 治疗颏部凹陷"），这可能也有助于颏部褶皱的治疗。

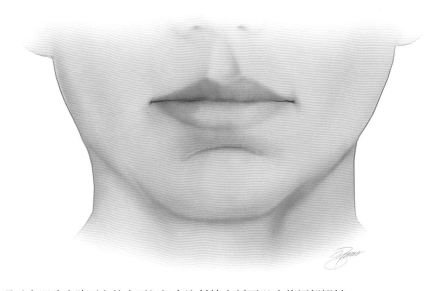

图 58.1　通过在凹陷皮肤下方的皮下组织中注射填充剂可以改善颏部褶皱

补充阅读

[1] Brandt FS, Cazzaniga A. Hyaluronic acid fillers: Restylane and Perlane. Facial Plast Surg Clin North Am. 2007; 15(1):63–76, vii

[2] Romagnoli M, Belmontesi M. Hyaluronic acid-based fillers: theory and practice. Clin Dermatol. 2008; 26(2):123–159

59
下颌轮廓年轻化

难度 ●●
患者满意度 ●●
风险 ●

适应证

下颌前沟的脂肪减少及面中部下垂会加重双下巴。通过填充下巴前方的凹陷区域，可使下颌轮廓更加匀称、年轻化。然而，双下巴的形成是多因素的，面部整形手术通常是适当提升、去除双下巴的唯一治疗方法。

重要解剖

下颌轮廓的老化是皮肤松弛、颊部脂肪下垂、下颌前丰满度降低以及颏下颈阔肌角改变的综合结果。填充下颌前区域、木偶线区域、下颌骨及其下方的区域，可使前下颌轮廓更为美观。可以通过填充剂或者外科植入物填充下颌前沟。

注射技巧（图 59.1）

透明质酸常用于这一区域的治疗。可将其注射于真皮皮下接合部，以增加体积，并紧致已松弛的皮肤。线式注射宜选用 1.0~1.5 in（2.5~3.8 cm）长、27~30 G 的针头。注射时应从下颌的最高点一直连续注射到颏部的水平部位。

供选技巧

皮下注射可与沿下颌骨的点式注射联合使用。透明质酸、羟基磷灰石或聚甲基丙烯酸甲酯（PMMA）对于这种深部注射都是安全的，而且这些深层次的注射可以达到外科植入体的效果。但与浅层注射相比，若达到相同效果深层注射需要更多剂量的填充剂。

注意事项

皮下注射常发生瘀青。注射应小心避开颏孔，若直接注射入颏孔会导致患者感觉异常。

注射后指导

注射后立刻按压并随后冰敷有助于减少瘀青。

风险

平滑均匀的浅层注射除了瘀青外很少发生其他风险。

操作要点

- 通过对填充剂按摩塑形重新构建下颌轮廓。
- 可沿下颌骨下部注射以填充整个下颌前凹陷。
- 由于该区域填充精度要求不高，可以考虑在该区域使用钝针注射。

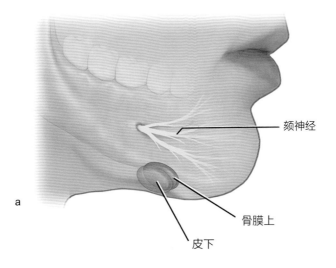

颏神经

骨膜上

皮下

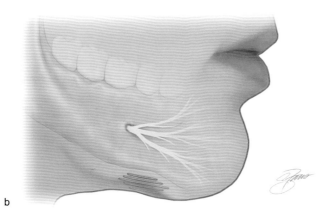

图 59.1 a. 可将填充剂注射在骨膜上或皮下的平面，以填充下颌前沟。b. 填充剂也可以线状方式皮下注射。联合应用这些技术可获得最佳的填充效果

补充阅读

[1] Braz A, Humphrey S, Weinkle S, et al. Lower face: clinical anatomy and regional approaches with injectable fillers. Plast Reconstr Surg. 2015; 136(5) Suppl:235S–257S

[2] Moradi A, Watson J. Current concepts in filler injection. Facial Plast Surg Clin North Am. 2015; 23(4):489–494

60
丰下颌角

难度 ●●
患者满意度 ●●●
风险 ●

适应证

线条感明显的下颌角被认为是男性的特征，一些男性会要求丰盈、强化这个区域。在过去，常用异体植入物来满足他们的需求。如今，注射填充也可以很好地提升这个区域。这种注射技术也可以用于下颌角突过小的女性，或者改善双侧下颌骨不对称的情况。

重要解剖

下颌角由水平部和垂直部两部分组成。在注射之前需要评估是哪一部分需要填充。

注射技巧（图 60.1）

在治疗这些患者时，应事先标记出计划注射的区域。该区域理想的填充剂是质地较硬、支撑力强的填充剂，包括羟基磷灰石（CaHA）、聚左旋乳酸（PLLA），以及质地较硬的透明质酸（HA），如瑞蓝丽提（Restylane Lyft）、Restylane Defyne，以及乔雅登丰颜（Juvéderm Voluma）。

注射前可使用表面麻醉剂，选用 30 G 的针头，也可使用 25 G、1.5 in（3.8 cm）或者小的钝针，以避免多次穿刺。将填充剂以后退式注射于深层皮下组织，并在注射区域塑形，避免形成团块。操作难点在于保持对称性。

PLLA 也可以注射于这个区域，将材料注射入深层的皮下组织后，需每日按摩注射部位 5 次，每次按摩 5 分钟，连续 5 天。疗程间隔 6 周，大约 3 个疗程后可以看到明显的改善。PLLA 疗效可以维持 2 年。

注意事项

注射需要沿着下颌骨边缘较低位置进行，并向后延伸到耳前区。需要注意避开下颌后的血管。

注射后指导

在这个区域注射的疼痛是可以忍受的。术后有轻微瘀青和水肿，如有需要可以使用冰敷。

风险

治疗过程中最常见的不良反应是注射后不对称，或者矫正不足。

操作要点

• 注射前标记注射区域有助于评估下颌缺陷并设计注射的位点。

• 一些患者要求对下颌角进行较大剂量的填充，这种情况推荐使用多次治疗的方式。

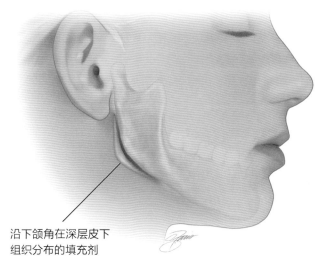

沿下颌角在深层皮下组织分布的填充剂

图 60.1　注射填充下颌角

补充阅读

[1] Moradi A, Watson J. Current concepts in filler injection. Facial Plast Surg Clin North Am. 2015; 23(4):489–494

[2] Schierle CF, Casas LA. Nonsurgical rejuvenation of the aging face with injectable poly-L-lactic acid for restoration of soft tissue volume. Aesthet Surg J. 2011; 31(1):95–109

61
耳垂年轻化

难度 ●
患者满意度 ●●●
风险 ●

适应证

随着年龄的增长，耳垂会变得扁平而体积变小。扁平的耳垂若伴有耳洞，会导致佩戴的耳饰下垂。耳垂的容量填充有助于呈现更年轻化的外观，并让佩戴耳饰时更有吸引力。

重要解剖

填充耳垂的下部能够为耳饰提供支撑结构，并恢复耳垂的体积。

注射技巧（图 61.1 和图 61.2）

透明质酸应该在皮下组织中通过 U 形环耳洞的方式注射，直到耳垂填充了足够的体积。此外，聚左旋乳酸也能使用相似的方式注射，但起效时间较长。耳垂增加的体积和支撑力能够使耳垂变得坚实，足以提升下垂的耳饰。

注意事项

无。

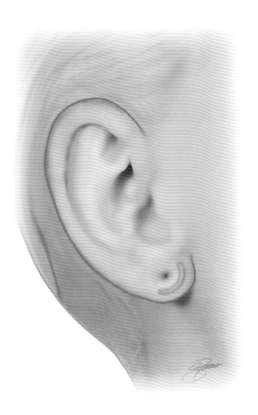

图 61.1 透明质酸可注射填充在耳垂内，既可支撑悬挂的耳饰，又可恢复衰老导致的容量萎缩

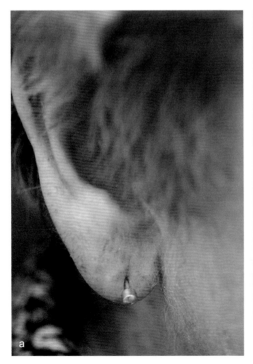

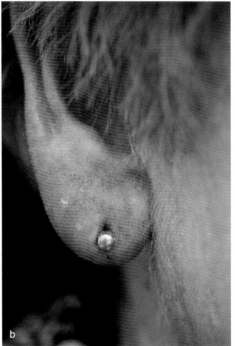

图 61.2 a、b. 透明质酸注射填充耳垂的效果对比图

注射后指导

注射后需要冰敷。

风险

无。该操作安全性高，患者满意度佳。

操作要点

• 这是一项很好的技术，尤其是对于那些面部其他区域已经接受治疗，并剩余少量填充剂，希望寻找合适部位使用的患者。

补充阅读

[1]　Hotta T. Earlobe rejuvenation. Plast Surg Nurs. 2011; 31(1):39–40

[2]　Qian W, Zhang YK, Cao Q, et al. Clinical application of earlobe augmentation with hyaluronic acid filler in the Chinese population. Aesthetic Plast Surg. 2017; 41(1):185–190

62
治疗痤疮瘢痕

难度 ●●
患者满意度 ●●
风险 ●

适应证

严重的囊肿性痤疮可以导致巨大的凹陷性面部瘢痕。真皮内的凹陷和真皮下脂肪减少都可导致这些瘢痕形成。凹陷性瘢痕的阴影会突显其凹陷外观，注射填充剂可减少阴影并改善整体皮肤轮廓。虽然填充剂可以改善平整的瘢痕和凹陷，但不能改善扩大的毛孔和冰凿型瘢痕。

重要解剖

在对瘢痕进行注射之前，注射者可以进行"拉伸"试验，以确定该瘢痕是否可以通过注射填充剂改善。如果瘢痕随着皮肤的伸展而变平整，则可通过注射填充剂改善该瘢痕。如果它不能变平，则它可能需要通过皮下分离术来释放皮肤牵张力，或直接切除。大多数填充剂将注射在皮内或真皮下层。在皮肤纤薄的地方，如颞部和下眼睑，应该注射极少量的填充剂以避免出现团块。

注射技巧（图 62.1）

任何类型的填充剂都可以用于瘢痕注射。然而，我们通常使用透明质酸或聚甲基丙烯酸甲酯（PMMA）。注射技术应该选用 30 G 针头，以便从不同的角度多次分层和交叉注射凹陷区域。部分矫正需要在真皮和真皮下进行皮下分离术，以切断纤维化和瘢痕组织。针头在瘢痕下来回移动可以破坏瘢痕的纤维附着，从而使填充剂能将凹陷处抬高。有时需要较大的推注力才能将产品注入瘢痕区域。如果没有遇到阻力，那么针头可能太深了。最好在距瘢痕边缘 4~5 mm 的地方进针，这样当出针或下一次从不同角度进针时，填充剂不会从穿刺部位溢出。

注意事项

如果注射区域有较大的毛孔，可能需要在更深处注射或从不同的角度进针，尤其是发现填充剂从扩张的毛孔溢出时。在同一个区域的过度注射会导致苍白，甚至血管内栓塞。

注射后指导

冰敷和按压有助于防止瘀青和团块出现。透明质酸注射后会有轻度肿胀，注射后第 1 周触感坚实，之后逐渐恢复自然。患者会看到注射区域初期就有改善。

风险

除了瘀青和浅层过度注射导致的丁达尔效应外，风险较小。

操作要点

在瘢痕处注入填充剂产生的张力以及填充剂自身可刺激胶原增生。应充分分离瘢痕基底部，否则在瘢痕下方中央区域进行注射时会产生隆起，使瘢痕基底部的阴影更加明显。

可以考虑分层注射填充，将羟基磷灰石（CaHA）注射于深层皮下组织，透明质酸注射于真皮深层至浅层。瑞蓝（Restylane）的支撑力优于乔雅登（Juvéderm），是治疗痤疮瘢痕的首选。胶原蛋白也是一个极好的瘢痕填充剂。也可选用 PMMA，通常在皮下分离术后数天注射。

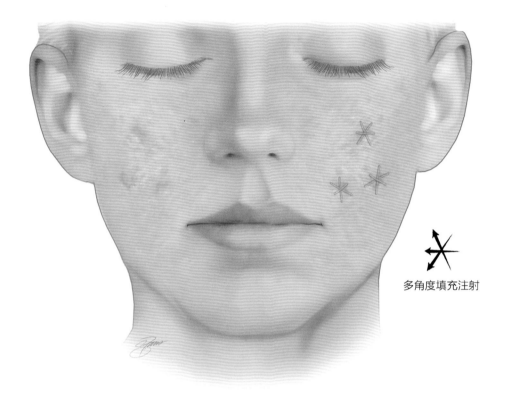

多角度填充注射

图 62.1　一些痤疮凹陷性瘢痕可以通过在瘢痕下注射填充剂改善。单独使用填充剂不能改善的瘢痕可能需要在注射前进行皮下分离术去除真皮牵拉

补充阅读

[1] Carvalho Costa IM, Salaro CP, Costa MC. Polymethyl methacrylate facial implant: a successful personal experience in Brazil for more than 9 years. Dermatol Surg. 2009; 35(8):1221–1227

[2] Goldberg DJ, Amin S, Hussain M. Acne scar correction using calcium hydroxylapatite in a carrier-based gel. J Cosmet Laser Ther. 2006; 8(3):134–136

[3] Joseph JH, Eaton LL, Cohen SR. Current concepts in the use of Bellafill. Plast Reconstr Surg. 2015; 136(5) Suppl:171S–179S

[4] Smith KC. Repair of acne scars with Dermicol-P35. Aesthet Surg J. 2009; 29(3) Suppl:S16–S18

63
治疗老龄化手

难度 ●●●
患者满意度 ●●●
风险 ●●

适应证

面部和身材较易保持年轻化，而手背却易显示出人真实的年龄。老龄化手常表现为：皮肤颜色改变、脂肪减少、皮肤变薄、手指伸肌腱间出现凹陷。

重要解剖

手背部行浅部注射时，解剖学上需要注意的主要是浅层的静脉弓和指长伸肌腱。深部注射时，操作者一定要熟知骨间肌和 5 块掌骨的位置。

注射技巧（图 63.1）

此部位可使用透明质酸或羟基磷灰石注射，这两种填充剂可即刻显效，在皮肤和骨间肌形成柔软、平坦的填充。注射剂应填充在掌骨间的空隙处，应避免直接注射到肌腱和骨骼上，以防止表面不平。由于注射区域较为狭长，内有较多大静脉穿过，因此最好使用较长的针头（2.5~3.8 cm，25~27 G）将填充剂注射至血管和皮肤的深层，直达皮下组织，必要时甚至可深达肌肉上方。注射时应采用后退式线形注射或扇形注射方式以防止注射入血管。

另外一个可供选择的技巧是采用点式注射，并加以按摩，从而将产品填充至肌腱间的凹陷。

注意事项

由于此区域有许多较大血管通过，因此注射时不可避免地会损伤部分血管。提前冰敷及退针后立即用力按压可减少血肿和大块瘀青的形成。

注射后指导

冰敷和用力按压有助于防止瘀青产生。透明质酸注射后会有轻度肿胀，注射后第 1 周触感坚实，之后逐渐恢复自然。患者会看到注射区域初期就有改善，肿胀将在 2~4 天后消失。

风险

主要的风险包括注射后表面不规则及填充剂不光滑。尽管平稳顺畅的注射比任何按摩都有效，但从长远角度考虑，我们仍建议注射后立即按摩不平整部位。

操作要点

• 矫正不足是最安全的选择。针头移动过程中进行注射可以防止注入血管或形成栓塞。

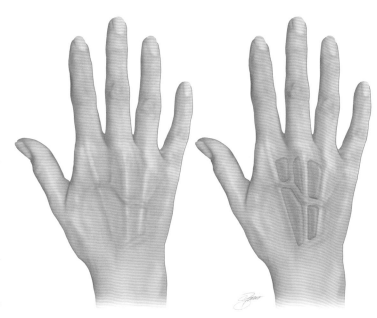

图 63.1　将填充剂注射至皮下并按摩至相应部位以改善老龄化手背凹陷

补充阅读

[1] Butterwick K, Sadick N. Hand rejuvenation using a combination approach. Dermatol Surg. 2016; 42 Suppl 2:S108–S118

[2] Edelson KL. Hand recontouring with calcium hydroxylapatite (Radiesse). J Cosmet Dermatol. 2009; 8(1):44–51

[3] Lefebvre-Vilardebo M, Trevidic P, Moradi A, et al. Hand: clinical anatomy and regional approaches with injectable fillers. Plast Reconstr Surg. 2015; 136(5) Suppl:258S–275S

64
聚左旋乳酸提升面部轮廓

难度 ●●●
患者满意度 ●●
风险 ●●●

适应证

面部老龄化主要表现为脂肪萎缩和重力所致的下垂。面部脂肪填充是广受欢迎的治疗方法，而注射聚左旋乳酸（PLLA）可产生相似的效果，并且无须手术干预。此外，许多面部干瘪的患者多伴有体内脂肪的减少，没有多余脂肪可供填充面部，因此 PLLA 成为较好的选择。PLLA 是一种生物刺激性填充剂，需要多次治疗。

重要解剖

操作者在注射前应熟知面部老龄化的进展过程以精确计算达到年轻外观所需要注射的量。不要把 PLLA 注射到肌肉层，应将其注射到面下部较表浅的皮下层或面上部的肌肉下、骨膜上层面。

注射技巧（图 64.1）

最好在注射前 48 小时制备好 PLLA 重悬液，可提前 20 分钟至 3 天用注射用水重新溶解。注射用水可使 PLLA 再水化后维持较长的保质期（据制造商的说法，如果不慎使用生理盐水进行重悬，则不可再使用。然而有些操作者常规使用生理盐水重悬，也未报道有不良反应）。每瓶产品重悬所用的注射用水应 5 mL 以上。在注射填充前，每瓶产品中加入 1~3 mL 的利多卡因（1% 或 2%），可增加患者舒适度。一些操作者建议使用利多卡因加 1:100 000 肾上腺素来减少瘀青的产生，作者认为这种方法弊大于利，所以并不使用这种方案。

本产品的适应证包括颞部、鼻唇沟、颊部、颌前及颌后区，以及颊唇褶皱。经验丰富的操作者注射下列区域也有很好的效果：眉毛、眶下缘、面中部、眶外侧缘。应将填充剂注射至皮下浅层或骨膜上，不要注射至皮内或嘴唇、唇纹处。一般每位患者每次治疗需要 1~2 瓶 PLLA。对扁平脸部的填充通常至少需要 3 个疗程、6 瓶 PLLA 进行轮廓提升，严重患者则需要更多剂量的填充剂。

注射技巧包括：适应证使用方式，即沿面颊和整个面下部以线形进行网格状注射；或者采用扇形注射，该方式不属于适应证使用，但能减少皮肤表面的穿刺点。点式注射可用于眼轮匝肌下缘以上的所有面上部区域。由于 PLLA 产品呈悬浮颗粒状，所以注射时至少应使用 26 G，最好使用 25 G 的针头。点式注射、扇形注射及线形注射都需要 2.5~3.8 cm 针头，这样可减少穿刺点，并使注射填充更加有效。

注射后指导

在注射后即刻就进行面部按摩。在皮肤上涂抹轻薄的保湿霜，有助于按摩时手指的滑动。应指导患者注射后进行深部组织按摩，每日按摩注射部位 5 次，每次按摩 5 分钟，连续 5 天。由于填充量和针头大小的原因，瘀青状况较为明显，患者需遮瑕一周或更长时间。

需要让患者意识到面部轮廓的提升是一个缓慢的过程，在第一次治疗后他们可能看不到任何的改善。而且他们所看到最早期的改善是产品中的水分所造成的，水分在数日后会被吸收。

注意事项

注射 PLLA 时，最担心的是结节形成，大部分结节是注射失误造成的。同一部位的过多注射及没有将填充剂注射到相应层面是填充剂聚集成结的主要原因，这随之可刺激胶原过度增生或形成肉芽肿。提高产品稀释度、参加制造商提供的注射技巧培训，可减少结节形成和注射后遗症。

不要将产品注射到环肌（眼轮匝肌和口轮匝肌），此部位注射后产生结节的风险较高。

风险

可能注射到血管内，尤其是沿鼻翼交界处注射时可能性更大，因此注射前应先回抽。与固体填充剂相比，PLLA 水溶性强，尽管可能引起苍白、血肿，但 PLLA 形成的栓塞可自行消失。

操作要点

· 未经过严格培训不要注射 PLLA。要告知患者需要数次治疗，每次间隔 4~6 周，方可看到效果。

· 一般来说，不会过量注射 PLLA。

· 为防止注射器或针头堵塞，在加水重悬后将产品静置 48 小时。如需加入利多卡因，应轻轻振动、搅拌 5~10 分钟，使产品颗粒充分重悬。尽量避免摇晃试剂瓶，否则会生成泡沫，增加阻塞针头的可能性。

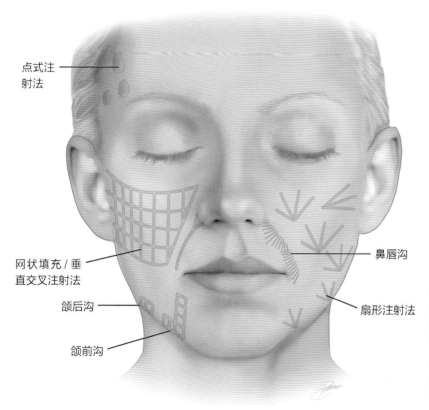

点式注射法

网状填充 / 垂直交叉注射法

颌后沟

颌前沟

鼻唇沟

扇形注射法

图 64.1　PLLA 可采用多种注射方法。常用点式注射法填充颞部，网状注射法填充颊部和颌前、后区域。PLLA 可沿鼻唇沟进行填充。可选用扇形注射。也可联合使用上述注射方法

补充阅读

[1] Fitzgerald R, Vleggaar D. Facial volume restoration of the aging face with poly-L-lactic acid. Dermatol Ther (Heidelb). 2011; 24(1):2–27

[2] Lacombe V. Sculptra: a stimulatory filler. Facial Plast Surg. 2009; 25(2):95–99

65
聚左旋乳酸治疗领圈纹

难度 ●●
患者满意度 ●●●
风险 ●●

适应证

女性的胸部中央区易受到光损伤产生领圈纹（Décolleté），尤其是在防晒霜未普及的年代长大的女性。领圈纹的特征表现为从胸骨上切迹向上扇形分布的垂直皱纹、色素异常、皮下脂肪的减少、皮肤变薄、肋间距变宽。

重要解剖

领圈纹的浅表注射应避免注射入浅表静脉及既往术后的瘢痕中。由于胸部下面有很多重要器官和血管，应避免肌肉和骨旁的深部注射。

注射技巧（图 65.1）

使用聚左旋乳酸（PLLA）可以有效填充该区域。这种刺激性填充物可以给菲薄、起皱的皮肤提供逐渐稳固的效果，从而使胸部皮肤皱纹减少、丰满，尤其是在抱肘时。注射时用 10~12 mL 的灭菌水稀释 PLLA，加或不加利多卡因均可，确保 PLLA 颗粒分布均匀。垂直于皱纹采用扇形注射，注射至真皮和皮下之间。因为该区域的注射是一个较长的垂直区域，应选用长针头（2.5~3.8 cm，25~27 G），这样可以尽量扩大注射时的扇形面积并减少进针点，从而减少患者的不适。应采用后退式或扇形注射方式，从而避免注射入血管。一般每次注射 1 瓶 PLLA，间隔 4~6 周，共进行 3 次治疗。

注意事项

在注射过程中应尽量避免瘀青的发生。注射前冰敷，在出针时即刻迅速有力的按压可以尽可能减少大面积的瘀青。

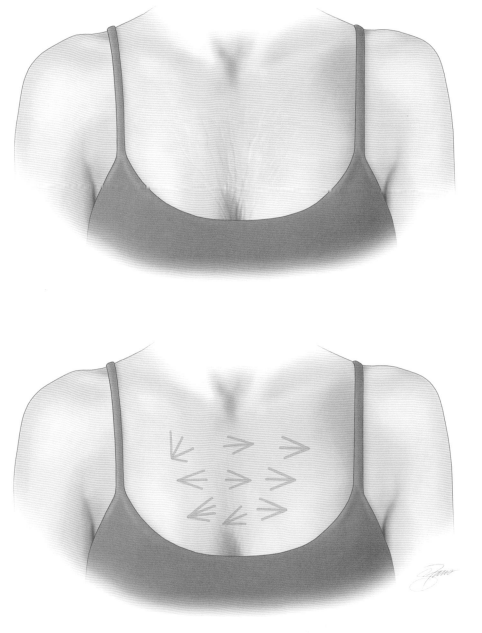

图 65.1 扇形注射 PLLA 用于治疗领圈纹

注射后指导

肿胀会在 2~4 天内消退。注射后 5~10 天连续使用润肤霜用力按摩，每天 2~5 次，每次 5 分钟，按摩时应向下按压感受到胸骨和肋骨。第一次按摩应在术后即刻进行。

风险

主要的风险包括注射后表面不规则及填充剂不光滑。尽管平稳顺畅的注射比任何按摩都有效，但从长远角度考虑，我们仍建议注射后立即按摩不平整部位。

操作要点

• 矫正不足是最安全的选择。针头移动过程中进行注射可以避免过量注射 PLLA 而导致结节和肿块的形成。

补充阅读

[1] Fulton J, Caperton C, Weinkle S, et al. Filler injections with the blunt-tip microcannula. J Drugs Dermatol. 2012; 11(9):1098–1103

[2] Jabbar A, Arruda S, Sadick N. Off face usage of poly-L-lactic acid for body rejuvenation. J Drugs Dermatol. 2017; 16(5):489–494

66
液体面部拉皮

难度 ●●●
患者满意度 ●●●
风险 ●●

何谓液体面部拉皮？

填充剂与神经毒素联合使用可用于实现面部年轻化。这种治疗方法适用于不愿进行外科手术治疗的患者，可以修复面部轮廓，抚平面部细纹和皱纹。该方法的效果是暂时的，通常需要多次治疗，最终患者外观会更加年轻、充满活力。

严格地说，"液体面部拉皮"这个命名是不太恰当的，因为这并不是一种外科整容。正确、灵活地使用本书介绍的单种或联合治疗方法可美化患者的外观，让患者"年轻5~10岁"。

液体面部拉皮的局限性

液体面部拉皮并不能替代传统的外科拉皮手术。填充剂和神经毒素不能使浅表肌腱膜系统复位，不能紧致提升下颌垂肉，也不能去除颈部的多余脂肪和皮肤。务必在治疗前告知患者填充剂和神经毒素的预期治疗范围与效果，使患者在治疗前有正确的期望值。

液体面部拉皮的治疗作用

填充剂与神经毒素可以作为面部整形手术的补充。用神经毒素治疗鱼尾纹（见"8 治疗笑纹和鱼尾纹"）、用填充剂丰唇（见"42 丰唇"）都是面部年轻化手术很好的补充治疗（图66.1）。

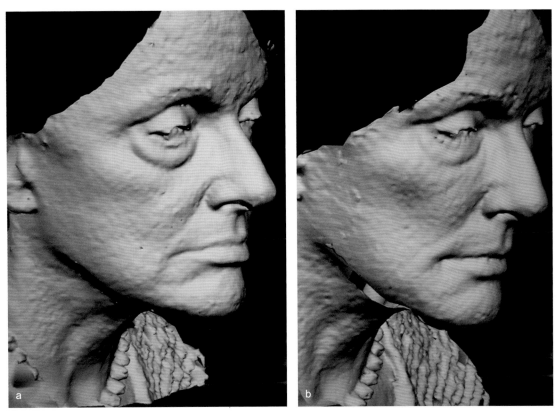

图 66.1　a、b. 使用 10 mL 瑞蓝和 50 BU 保妥适提升治疗前（a）和治疗后（b）的三维立体对比图

67
性别特异性注射

引言

当今的患者已不仅仅满足于看上去年轻和精力充沛，他们可能想让面部看上去更男性化或女性化。填充剂和神经毒素联合注射可以在男性、女性和跨性别者中获得这种效果。

男性化面部效果注射

男性化特征的面部包括浓密的眉毛、清晰的下颌轮廓和坚挺的颏部。男性的眉毛比女性略低，位于或略低于眶上缘，稍稍带有弧度。下颌角较方，颏部突出。鼻背部也比较突出，鼻背、鼻尖与上唇形成90°（或低于90°）的夹角。男性的内侧面中部较外侧突出，大部分男性的嘴唇较薄，很少有男性需要丰唇。由于眉毛和下颌比较突出，男性的脸较女性更棱角分明。

面部男性化涉及在额部注射肉毒杆菌毒素降低眉毛（见"7 治疗额部皱纹"）、丰下颌角（见"60 丰下颌角"）和隆颏（见"57 隆颏术"）。也可以在鼻部填充透明质酸使鼻背部坚挺（见"12 治疗兔纹"）。男性面中部的体积比女性更大，所以要增加填充的量从而避免过于突出颧骨。

女性化面部效果注射

女性化特征的面部表现为：眉毛通常位于或略高于眶上缘并形成一个漂亮的弧度；鼻稍稍上翘；下颌较小；颧骨外侧比较突出；嘴唇饱满而清晰。年轻女性的面部是心形的，颞部和颊部比较饱满，下颌不太突出。

面部女性化涉及在眉间注射肉毒杆菌毒素从而提升眉毛（见"6 治疗眉间纹"和

"10 化学提眉"）；填充颞部 [见"50 治疗颞窝（太阳穴）凹陷"]；填充下眼睑使睑颊接合部更加柔和；在咬肌注射肉毒杆菌毒素可以使方形下颌线条柔和（见"24 治疗咬肌肥大"）；加强并提升颧骨（见"54 颧骨增大"和"55 治疗颊部凹陷"）。丰满唇部及使唇线清晰也可以加强面部的女性化特征（见"42 丰唇"）。部分患者可使用肉毒杆菌毒素或透明质酸来提升鼻尖（见"13 提升鼻尖"和"51 非手术鼻整形"），填充剂可使驼峰鼻的轮廓变得柔和（见"51 非手术鼻整形"）。

补充阅读

[1] de Maio M. Ethnic and gender considerations in the use of facial injectables: male patients. Plast Reconstr Surg. 2015; 136(5) Suppl:40S–43S

[2] Wieczorek IT, Hibler BP, Rossi AM. Injectable cosmetic procedures for the male patient. J Drugs Dermatol. 2015; 14(9):1043–1051

68
填充剂注射并发症的管理

引言

幸运的是，绝大多数的填充剂并发症是较轻微的、暂时的，包括肿胀、瘀青、肿块等。但即使是专业的医生，在极少数的情况下也会出现严重的并发症。熟练掌握面部解剖和充分了解填充剂性质可避免绝大部分的严重并发症（图 68.1 和图 68.2）。

丁达尔现象

部分透明质酸注射过于表浅或移动至浅层时，会折射蓝光。

处理

使用 20 G 针头插入填充部位，填充剂会沿此扩散，这是对面下部填充剂最好的处理方法。在处理下眼睑时，由于穿刺技巧较复杂，调整填充物位置时容易出现严重瘀青，可在该部位注射 20~50 单位透明质酸酶（Vitrase，ISTA Pharmaceuticals，Irvine，California）。Vitrase 是一种每毫升含 200 单位（20 U/0.1 mL）的羊源性透明质酸酶制剂。其他透明质酸酶包括玻璃酸酶（PrimaPharm，Inc.，经 Akorn Inc. 分销），它是经 FDA 批准的不含硫柳汞的动物源性的透明质酸酶。Hylanex（Halozyme Therapeautics）是 2005 年经 FDA 批准的重组（rDNA）"人类"透明质酸酶。

疱疹暴发

对于既往有疱疹暴发史的患者来说，唇部注射可能会引起疱疹复发。通常的处理方法是在注射前 3 天至注射后 1 周内每天口服 500 mg 伐昔洛韦。即使进行了疱疹的预防，一旦疱疹暴发，应进行更积极的治疗，包括口服高剂量伐昔洛韦及外用阿昔洛韦软膏。

结节或硬块

部分患者注射后会出现结节或硬块。注射时按摩可减少结节和硬块发生。注射后热敷及按摩也可改善该情况。若患者无法接受结节和硬块，可以局部注射透明质酸酶。

肉芽肿

通常出现在注射后数月。肉芽肿可通过注射曲安奈德、口服甲泼尼龙或口服抗生素治疗。部分医生提倡注射时加用氟尿嘧啶（5-FU）。部分患者也可通过手术切除。

迟发型超敏反应

指注射数周至数月后在注射处周围出现红斑。从理论上分析，生物膜可能参与其中。

处理

持续口服 6 周以上的喹诺酮类（如盐酸环丙沙星、左氧氟沙星）或大环内酯类（如克拉霉素、阿奇霉素）抗生素。甾体类或非甾体抗炎药（NSAIDs）会增强生物膜形成，应避免使用。也可以考虑注射 5-FU。

血管危象

血管危象是由于注射入血管或因血管痉挛、外部压迫等原因造成。注射时会发现注射部位皮肤即刻出现苍白。

处理

- 立即停止注射。
- 局部按摩。
- 局部热敷。
- 考虑使用透明质酸酶（即使注射的是羟基磷灰石）。
- 局部外用硝酸甘油软膏。
- 口服阿司匹林。
- 定期随访，拍摄照片记录损伤及后期情况。
- 向同行或业内人士咨询。

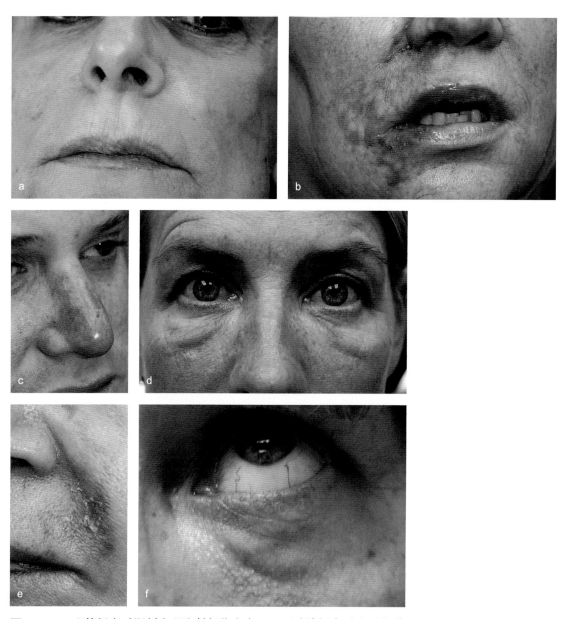

图 68.1　a. 血管闭塞时即刻出现注射部位变白。b. 面动脉闭塞时出现的紫癜。c. 非手术鼻整形后患者出现血管损伤。d. 注射透明质酸后 6 个月出现迟发型超敏反应。e. 鼻唇沟填充注射后出现疱疹暴发。f. 下眼睑处出现丁达尔现象

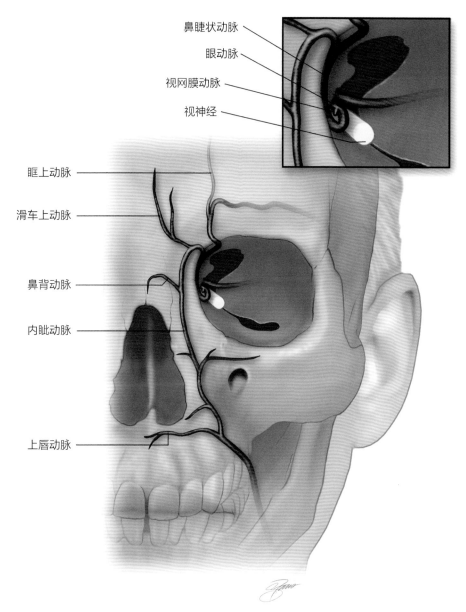

图 68.2　鼻背动脉、内眦动脉和滑车上动脉都通向眼动脉。填充剂注射入任何一条颈外动脉系统的终末分支都可能导致血流逆行以及眼动脉、视网膜动脉的栓塞

失明

　　失明是鼻部注射最严重的并发症，最好的解决方法是操作者在任何注射前熟知解剖结构并经过专业训练。熟知鼻部的血管解剖学知识可以避开重要血管，也可以掌握视力损害和失明的发生机制。直接损伤血管、周围过量注射压迫血管、产品导致的血管内栓塞逆行至眼部血管都可能导致该并发症的发生。鼻背动脉、内眦动脉和滑车上动脉都通向眼动脉。填充剂注射入任何一条颈外动脉系统的终末分支都可能导致血流逆行以及眼动脉、视网膜动脉的栓塞。

　　在大部分病例中，填充剂注射所致的栓塞引起的失明是不可逆的。一旦患者在注射过程中发生视力减退，操作者应立即采取上述的紧急措施，立刻请求眼科医生的帮助并考虑眼球后注射透明质酸酶。治疗中也可以考虑系统性使用类固醇、抗生素及低分子量肝素。

补充阅读

[1] Beleznay K, Carruthers JDA, Humphrey S, et al. Avoiding and treating blindness from fillers: a review of the world literature. Dermatol Surg. 2015; 41(10):1097–1117

[2] Dayan SH, Arkins JP, Brindise R. Soft tissue fillers and biofilms. Facial Plast Surg. 2011; 27(1):23–28

[3] Dayan SH, Arkins JP, Mathison CC. Management of impending necrosis associated with soft tissue filler injections. J Drugs Dermatol. 2011; 10(9):1007–1012

[4] Rzany B, Becker-Wegerich P, Bachmann F, et al. Hyaluronidase in the correction of hyaluronic acid-based fillers: a review and a recommendation for use. J Cosmet Dermatol. 2009; 8(4):317–323

[5] Scheuer JF , Ⅲ, Sieber DA, Pezeshk RA, et al. Facial danger zones: techniques to maximize safety during soft-tissue filler injections. Plast Reconstr Surg. 2017; 139(5):1103–1108

[6] Urdiales-Gálvez F, Delgado NE, Figueiredo V, et al. Preventing the complications associated with the use of dermal fillers in facial aesthetic procedures: an expert group consensus report. Aesthetic Plast Surg. 2017; 41(3):667–677

[7] Woodward J, Khan T, Martin J. Facial filler complications. Facial Plast Surg Clin North Am. 2015; 23(4):447–458

第六部分

注射溶脂

69
颏下注射溶脂

难度 ●●
患者满意度 ●●
风险 ●●

适应证

现有一类新型注射剂，可用于治疗颈阔肌前脂肪过多导致的中度颏下丰满。脱氧胆酸（Kybella）是一种胆汁酸，可溶解脂肪细胞，如同其在消化道中的作用。

重要解剖

Kybella 可用于治疗颈阔肌前脂肪过多，然而对于注射者来说，有时很难判断突出的脂肪位于颈阔肌前还是颈阔肌后。最适合 Kybella 治疗的患者是颏下部位的脂肪突起可以用拇指和示指捏住、皮肤弹性较好的年轻患者。颏下脂肪大量堆积不是最佳适应证。此外，有强大的颈阔肌带和颈颏角条件差的患者也不是理想的治疗对象。为了获得最佳的治疗效果，应该区分适合注射治疗和需要通过手术方式提升面颈部的患者。

适应证范围内的注射技巧（图 69.1）

注射溶脂有一定疼痛感，注射前可进行局部麻醉，但作者发现这会造成更多的瘀青。作者只使用表面麻醉乳膏，治疗后即刻给予冰敷。也可在注射前 30~60 分钟给患者口服 800 mg 布洛芬。

治疗前先标记患者的颏下区域（下颌下缘、颏下折痕、舌骨和胸锁乳突肌）。可以采用工具包中提供的网格"文身"纸湿敷在颈部，但使用这种网格技术几次后，通常就不再需要了。注射间隔 1 cm，深达皮下脂肪，使用 30 G 针头，中心注射 0.2 mL，周边 0.1 mL（降低下颌缘神经损伤的风险）。

Kybella 为 1 mL 小瓶，通常需要 1~2 瓶，具体数量取决于标记区域内需要注射的点数。每月注射 1 次，共需 3~6 次治疗。

超适应证的注射技巧（图 69.2）

注射前将利多卡因加到 Kybella 中（利多卡因：Kybella=1:2）可减轻疼痛。这也减少了注射前表面麻醉剂的使用。虽然添加利多卡因增加了注射的总体积，但它显著减少了手术后的疼痛。

为了达到更理想的效果，在下颌骨边缘外侧小心注射，直至下颌角后方，并对下颌垂肉进行非常浅表的注射，以免穿透颈阔肌。捏起脂肪并浅层注射会降低产品向下颌缘神经弥散的风险（该神经受损可导致暂时性脱髓鞘和神经麻痹）。这些技术需要充分的解剖知识和准确的注射深度，只能由高级别的注射者操作。如果使用得当，这些技术会产生更好的效果。一些患者的脂肪位于颈阔肌后方，也可以用较长的针在中线处进行治疗，而深层的脂肪则一般使用 0.2 mL 的剂量。同样，这项技术需要注射者对颈阔肌、口底肌肉的局部解剖以及外侧颌下腺的位置有足够的了解。为取得更好的治疗效果，甚至每次可用至 3~4 瓶 Kybella。

注意事项

注射过程中必须小心，以免损伤下颌缘神经。神经损伤通常是暂时性的，但有时需要 6 个月才能恢复。

注射后指导

注射后 1 小时可出现轻度烧灼感，可用冰敷减轻不适。注射时常出现明显的水肿，可持续 3 天，甚至长达 7~10 天，如果在此时期有重要的社会活动，应告知患者避免注射。瘀青也很常见，数天后会消退。注射部位的麻木和（或）局部坚实感也是常见的，可能会持续到下一次注射。

风险

患者选择和患者宣教至关重要。患者必须对手术抱有合理的预期，并应告知患者不

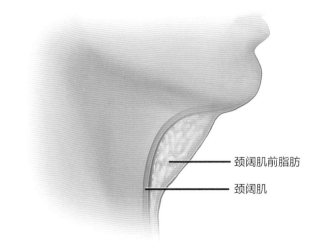

颈阔肌前脂肪

颈阔肌

图 69.1 按颏下溶脂的适应证范围内进行操作。中心注射 0.2 mL，外围注射 0.1 mL

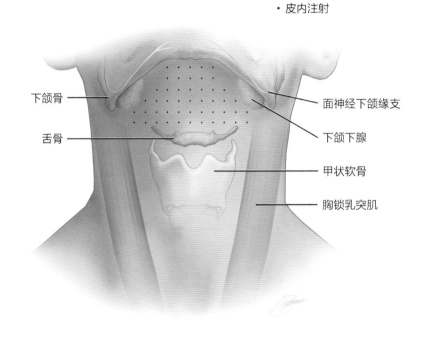

· 皮内注射

下颌骨

舌骨

面神经下颌缘支

下颌下腺

甲状软骨

胸锁乳突肌

图 69.2 超适应证的注射技术治疗颏下脂肪

是每个人在治疗后都有显著的脂肪减少，这可能是由于颈阔肌后存在脂肪。更适合手术的患者可能需要考虑面颈部提升或颏下吸脂的手术治疗。

避免对下颌缘神经造成伤害。保持治疗区周边及内侧小剂量注射可降低此类风险。

操作要点

- 保持靠内侧注射和颈阔肌前注射，以避免对下颌缘神经造成伤害。
- 告知患者在治疗后有暂时的明显水肿和麻木。
- 临床结果不可预测，可能需要多达 6 次治疗。
- 脂肪减少偶尔会使得颈阔肌线条突出。

补充阅读

[1] Dayan SH, Humphrey S, Jones DH, et al. Overview of ATX-101 (deoxycholic acid injection): a nonsurgical approach for reduction of submental fat. Dermatol Surg. 2016; 42 Suppl 1: S263–S270

[2] Shridharani SM. Early experience in 100 consecutive patients with injection adipocytolysis for neck contouring with ATX-101 (deoxycholic acid). Dermatol Surg. 2017; 43(7):950–958

第七部分

附 录

附录 A

注射神经毒素、填充剂的技术难度及所需经验的排序

初学者

肉毒杆菌毒素 A
- 眉间纹
- 鱼尾纹
- 提升鼻尖
- 颏部橘皮征
- 兔纹

填充剂
- 鼻唇沟
- 唇
- 木偶纹
- 耳垂年轻化
- 颏凹痕

中级

肉毒杆菌毒素 A
- 额纹
- 口角纹
- 提升眉尾
- 化学提眉
- 提升唇部
- 口周放射纹
- 颈纹
- 卧蚕
- 腋下多汗
- 颈圈纹
- 额部和头皮多汗

填充剂
- 口角纹
- 下颌前沟
- 额纹
- 隆颏
- 颞窝
- 痤疮瘢痕
- 颧骨增大
- 颌下和颊部凹陷
- 颈圈纹
- 下颌角
- 颊部提升

Kybella

高级

肉毒杆菌毒素 A
- Nefertiti 颈部提升
- 颈阔肌条索
- 鼻翼
- 露龈笑
- 咬肌肥大
- 掌部多汗
- 足部多汗
- 偏头痛

填充剂
- 垂直唇纹
- 难治性眉间纹
- 面中部内侧
- 提升眉尾
- 手背

- 液体面部拉皮
- Sculptra

专家

肉毒杆菌毒素 A
- Frey 综合征
- 下颌下腺肥大
- 腮腺肥大

填充剂
- 泪沟
- 鼻整形
- 鼻瓣膜植入
- 眶内侧凹陷
- 细纹填充剂和水光针
- 聚甲基丙烯酸甲酯

附录 B
神经毒素注射的知情同意书样本

我授权 ＿＿＿＿＿＿＿＿＿＿＿＿ 医生对我实施 Botox/Dysport/Xeomin 产品注射。

此产品适应证：面部皱纹。

治疗风险：出血，瘀青，疼痛，感染，不对称，未能完全改善皱纹，暂时性眼睑下垂，需要其他额外治疗，需要注射填充剂改善治疗效果。此外，有报道显示：肉毒杆菌毒素的远处扩散可导致继发性无力。这些不良反应的报道仅见于痉挛症患儿的治疗中，从未发生于此类产品的美容应用中。

治疗方案的选择：不治疗；注射填充剂；化学剥脱术；激光嫩肤等。

照片：我同意拍摄治疗前后的照片用于记录归档。

我同意将这些照片展示于其他患者。我的姓名及个人资料不会透露。

是   否

我同意将这些照片展示于互联网。我的姓名及个人资料不会透露。

是   否

我理解注射治疗后疗效并不会即刻显示，而是需要 7~10 天后方见效。

我知道药物以及手术治疗并不是精确的科学技术，我也同样接受最终的治疗效果不能完全给予保证。

患者签字：＿＿＿＿＿＿＿＿＿＿＿＿＿＿＿ 日期：＿＿＿＿＿＿＿＿＿＿＿＿＿

医生签字：＿＿＿＿＿＿＿＿＿＿＿＿＿＿＿＿＿＿＿＿＿＿＿＿＿＿＿＿＿＿＿

见证人签字：＿＿＿＿＿＿＿＿＿＿＿＿＿＿＿＿＿＿＿＿＿＿＿＿＿＿＿＿＿

附录 C
填充剂注射的知情同意书样本

我授权 _____ 医生对我实施 _____ 产品注射。

此产品适应证：面部皱纹、面部老化。

治疗风险：出血，瘀青，疼痛，感染或炎症，不对称，未能完全改善皱纹，肿块，结节，血管损伤或闭塞（包括组织缺失、坏死或失明），瘢痕，需要其他额外治疗，迟发性超敏反应，过敏反应（聚甲基丙烯酸甲酯的额外治疗风险：这是永久性的材料，填充后将不能去除）。

治疗方案的选择：不治疗；选择其他填充产品。

照片：我同意拍摄治疗前后的照片用于记录归档。

我同意将这些照片展示于其他患者。我的姓名及个人资料不会透露。

是　　否

我同意将这些照片展示于互联网。我的姓名及个人资料不会透露。

是　　否

麻醉：我接受必要的或适当的麻醉治疗。我理解各种方式的麻醉均存在风险以及可能的并发症、创伤、过敏反应。

我知道药物以及手术治疗并不是精确的科学技术，我也同样接受最终的治疗效果不能完全给予保证。

患者签字：_____ 日期：_____

医生签字：_____

见证人签字：_____

附录 D

脱氧胆酸（Kybella）注射的知情同意书样本

我授权 _____ 医生对我实施脱氧胆酸（Kybella）注射。

此产品适应证：颏下脂肪垫。

治疗风险：出血，瘀青，疼痛，炎症感染，暂时性下颌缘面神经麻木或无力（可能导致微笑扭曲），脂肪分解不充分。

我理解，为了达到效果，需要进行多次治疗，而且结果不可预测。

治疗方案的选择：吸脂；颈部提升；面部拉皮。

照片：我同意拍摄治疗前后的照片用于记录归档。

我同意将这些照片展示于其他患者。我的姓名及个人资料不会透露。

是　　否

我同意将这些照片展示于互联网。我的姓名及个人资料不会透露。

是　　否

麻醉：我接受必要的或适当的麻醉治疗。我理解各种方式的麻醉均存在风险以及可能的并发症、创伤、过敏反应。

我知道药物以及手术治疗并不是精确的科学技术，我也同样接受最终的治疗效果不能完全给予保证。

患者签字：_____　　日期：_____

医生签字：_____

见证人签字：_____

索 引

（按首字汉语拼音排序）